图解健康知识丛书

人体常见经络和穴位

曹明丽◎编著

U0363144

四川科学技术出版社

·成都·

图书在版编目（CIP）数据

图解人体常见经络和穴位 / 曹明丽编著. -- 成都：
四川科学技术出版社, 2024.4
（图解健康知识丛书）
ISBN 978-7-5727-1326-2

Ⅰ . ①图… Ⅱ . ①曹… Ⅲ . ①经络—图解②穴位—图
解 Ⅳ.①R224.4

中国国家版本馆CIP数据核字（2024）第076696号

图解人体常见经络和穴位
TUJIE RENTI CHANGJIAN JINGLUO HE XUEWEI

编　著　曹明丽

出 品 人　程佳月
策划编辑　谢　伟
责任编辑　夏菲菲
封面设计　宋双成
责任出版　欧晓春
出版发行　四川科学技术出版社
　　　　　成都市锦江区三色路238号　邮政编码 610023
　　　　　官方微博：http://weibo.com/sckjcbs
　　　　　官方微信公众号：sckjcbs
　　　　　传真：028-86361756
成品尺寸　170 mm × 240 mm
印　　张　12.75
字　　数　255千
印　　刷　三河市南阳印刷有限公司
版　　次　2024年4月第1版
印　　次　2024年9月第1次印刷
定　　价　52.00元

ISBN 978-7-5727-1326-2

邮　　购：成都市锦江区三色路238号新华之星A座25层　邮政编码：610023
电　　话：028-86361770

经络学说在中医理论中占有重要的地位。该学说认为，人体经络分为经脉、络脉。经脉又分为正经（十二条，称为十二经脉）和奇经（八条，称为奇经八脉），以及十二经别、十二经筋、十二皮部。络脉又分为别络(较大，共十五条，其中十二经脉与任督二脉各一支别络，再加上脾之大络，共十五支，合称十五络)，浮络（体表部位的络脉），孙络（络脉中最细小的分支）。

中医认为，经络是运行气血、联系脏腑和体表及全身各部位的通道，是人体功能的调控系统。它们纵横交贯，遍布全身，将人体内外、脏腑、肢节联结成为一个有机的整体。经络学说也是人体针灸和按摩的基础，是中医学的重要组成部分。经络学说是中医基础理论的核心之一，源于古代，服务当今。在两千多年的历史长河中，经络学说一直为保障中华民族的健康发挥着重要的作用。

中医把经络的生理功能称为"经气"。其生理功能主要表现在以下几个方面：

（1）沟通表里上下，联系脏腑器官：人体由五脏六腑、四肢百骸、五官九窍、皮肉筋骨等组成，它们各有其独特的生理功能。只有通过经络的联系作用，这些功能才能相互配合、相互协调，从而使人体形成一个有机的整体。

（2）通行气血，濡养脏腑组织：气血是人体生命活动的物质基础，必须通过经络才能输布周身，以温养濡润各脏腑、组织和器官，维持机体的正常生理功能。

（3）感应传导：经络有感应刺激、传导信息的作用。当人体的某一部位受到刺激时，这个刺激就可沿着经络传入人体内有关脏腑，使其发生相应的生理或病理变化。这些变化又可通过经络反应于体表。针刺中的"得气"就是经络感应、传导功能的具体体现。

（4）调节脏腑器官的功能活动：经络能调节人体的功能活动，使之保持协调、平衡。当人体的某一脏器功能异常时，可运用针刺等治疗方法来进一步激发经络的调节功能，从而使功能异常的脏器恢复正常。

《图解人体常见经络和穴位》一书，正是基于有关经络的上述理论，对人体经络进行配图详解，主要介绍经络的功能、穴位、养生方法等，并配以与相关穴位有关的疾病，以及各个穴位的功效和对应病症的治疗方法，直观明了，简单易学，有助于读者养生和提高生活品质。

最后郑重提醒各位读者，本书所介绍的各种疾病的治疗方法仅供参考。不同的人患病的病理、病因千差万别，身体状况等方面的差异也很大，治疗方法应因人而异。建议患病时应及时去正规医院治疗，不要盲目地使用本书所提供的方法自行治疗。

Contents 目录

第一章 经络和穴位常识概览

第一节　经　络

经脉是经络的主体，是人体内气血运行的主要通路。

经脉总述

● 经脉主要分为正经和奇经两大类，正经有十二条，奇经有八条。

● 十二条正经是手三阴经、手三阳经和足三阴经、足三阳经。

具体为手太阴肺经、手厥阴心包经、手少阴心经、手阳明大肠经、手少阳三焦经、手太阳小肠经、足阳明胃经、足少阳胆经、足太阳膀胱经、足太阴脾经、足厥阴肝经、足少阴肾经。

● 奇经八脉是督脉、任脉、冲脉、带脉、阴维脉、阳维脉、阴跷脉、阳跷脉的总称。

经脉与脏腑的关系

十二经脉：	十二经脉与脏腑具有一定的对应与表里关系，每一经脉都和体内对应的脏腑直接联系，而在各经脉相互之间又有表里配合的关系。
奇经八脉：	既不直属于任何一个脏腑，也没有表里的配合关系，循行上也是别道奇行，这也是将之称为奇经的原因。
奇经八脉与十二经脉的关系：	奇经八脉可以沟通十二经脉之间的联系，对十二经脉气血的运行有蓄积渗灌的作用。 如果十二经脉运行表现过于激越，那么，奇经八脉就要在气血运行过程中收纳真气。反之，如果十二经脉过于本分或者因为能力差而完不成工作，奇经八脉就会出来进行一种"安抚"，并补注身体各部位不足的气血。

再说络脉。络脉是由经脉分出来的呈网状的大小分支。

络脉总述

- 广义的络脉又可分为别络、浮络和孙络三类。其中，别络为全身最大的络脉。
- 十二经脉与任脉、督脉各有一支络脉，再加上脾之大络则合为十五络，也叫"十五别络"。
- 狭义的络脉则是指比别络更小的络脉，尽管很小，但范围遍及全身。
- 浮络是络脉中浮行于浅表部位的分支，而孙络则指的是比络脉更小、有极多分支之脉。
- 络脉的主要作用是配合经脉，联络全身组织，营卫气血运行。

第一章 经络和穴位常识概览

第二节 穴 位

穴位是什么呢?

穴位位于经络上，可以起到补给的作用，一般很容易理解。比如，侧腕对掌，自然半握拳，位于人体的手背部位第二掌骨中点拇指侧的合谷穴，不仅可以让日常的气血运输通畅无阻，而且可以在一些特殊的时候保证气血的供给，如产妇在分娩时气血虚弱，按压此穴可补充大量的气血。

合谷穴

合谷穴：以一手的拇指指骨关节横纹，放在另一手拇、食指之间的指蹼缘上，当拇指指尖下即是该穴。

如果说运输气血是穴位在尽自己本分的话，那么，对于一些疾病来源，它的工作则更多的是一种修复。比如，位于脚底的涌泉穴，处于全身腧穴的最下部。《黄帝内经·灵枢·本输》中说："肾出于涌泉，涌泉者足心也。"

涌泉穴

涌泉穴：在足底部，卷足时足前部凹陷处，约在第二、第三趾趾缝纹头端与足跟连线的前1/3与后2/3交点上。

穴位的治疗作用不是单一的，好比汽车在修理厂被修复的时候，需要多方面的配合与协调，因此，一穴有多用，多穴治同病，这都是惯用的手法。

穴位各司其职，不仅可以作为疾病的一个判断标准，还可以作为情绪的一个判断方法。

你可以用手压太冲穴与膈俞穴来查验。何为太冲穴？太，大也；冲，冲射之状也。该穴名意指肝经的水湿风气在此向上冲行。一般来说，在压太冲穴有疼痛感的时候就有怒气集结。压膈俞穴有疼痛感的时候，说明正在生闷气，当然这个时候就要想方设法，让不良情绪宣泄出来。

太冲穴：在足背侧，当第一跖骨间隙的后方凹陷处。

膈俞穴：在背部，当第七胸椎棘突下，旁开1.5寸★。

★寸指中医"同身寸"。"同身寸"中的"1寸"在不同的人的身体上都是不同长短的，较高的人的"1寸"要比较矮的人的"1寸"要长，这是由身体的比例决定的。

第一章 经络和穴位常识概览

第三节　脉　象

《黄帝内经·灵枢·本藏》指出："经脉者，所以行血气而营阴阳，濡筋骨，利关节者也。"大体是说，经络是人体气血运行的通道，能将营养物质输送到全身各组织器官，使脏腑组织得以营养，筋骨得以濡润，关节得以通利。正因为如此，很多高明的医生利用这一点儿来了解身体内在脏腑的秘密，甚至能够洞察生命的秘密。

神奇，但不神秘的脉象诊病

切脉，即常说的把脉，是中医通过把握患者动脉搏动的显现部位（深、浅）、速率（快、慢）、强度（有力、无力）、节律（整齐与否、有无歇止）和形态等，以了解疾病内在的变化。

切脉的手法

切脉时常运用三种指力，开始轻用力，触按皮肤为浮取，名为"举"；然后中等用力，触按至肌肉为中取，名为"寻"；再重用力触按至筋骨为沉取，名为"按"。根据临诊的需要，可用举、寻、按或相反的顺序反复触按，也可分部取一指按压体会。由于每部都有浮、中、沉三候，所以有"三部九候"之说。

之所以能将此作为一种诊断疾病的方式，是因为脉象的产生与心脏的搏动、心气的盛衰、脉道的通利和气血的盈亏直接相关。具体说来，气血是形成脉象的物质基础，血液循环脉道之中，除心脏的主导外，各脏器的协调配合也功不可没。

肺朝百脉，肺气布则血液散；脾统血，为气血生化之源，血液靠脾气的充养和统摄得以运行；肝藏血，主疏泄以调节血量；肾藏精，精能生血，又能化气，肾气为各脏腑组织功能活动的原动力，所以当脏腑发生病变后，经络上的气血就会有所改变，必然从脉搏上表现出来，呈现病理脉象，成为诊断疾病的重要依据。

　　那么，在切脉的时候为什么会偏偏选中患者桡动脉的腕后部分呢？主要有两个原因：其一是脾胃为各脏腑气血之源，各脏腑气血之盛衰，与脾胃功能之强弱有着密切的关系，而手太阴肺经亦起于中焦，所以经脉循行始于手太阴肺经；其二是因为"脉会太渊"，为什么这么说呢？"肺朝百脉，脉会太渊"，即人体各经脉均会集于肺，而寸口为手太阴肺经的循行部位，其上之太渊穴，是脉会之处，所以有其说。

常脉和病脉脉象

　　所谓的常脉就是正常人的脉象，又称平脉。所谓的病脉就是生病时候的脉象。常脉不浮不沉，不大不小，节律均匀，从容和缓，流利有力，尺脉沉取不绝，称为"有胃""有神""有根"。其中有胃，就是有胃气，脉搏表现和缓、从容、流利；有神，是指脉搏有力柔和，节律整齐；有根，主要表现为尺脉沉取不绝。

　　《黄帝内经·素问·缪刺论篇》说："夫邪客于形也，必先舍于皮毛，留而不去，舍于孙脉，留而不去；入舍于络脉，留而不去，入舍于经脉，内连五脏，散于肠胃。"营气行于脉中，卫气行于脉外。经络"行血气"而使营卫之气密布周身，在内和于五脏调于六腑，在外御病邪抗内侵。外邪侵犯人体由表及里，先从皮毛开始。卫气充实于络脉，络脉散布于全身而密布于皮部，当外邪侵犯机体时，卫气首先发挥其抗御外邪、保卫机体的屏障作用。

脉象的变化

1. 一年四季，脉象有春弦、夏洪、秋浮、冬沉的变化。
2. 胖人脉稍沉，瘦人脉稍浮。
3. 年龄越小，脉搏越快。
4. 体力劳动者的脉搏多强于脑力劳动者。

病脉也可以比照"三部九候"之说来进行气血运化的推断，从而实现对内脏状况的病理推断。比如浮脉，属于表证，在把脉的时候轻按可得，重按则减。此时，由于外感病邪停留于表时，卫气抗邪，脉气鼓动于外，故脉位浅显。内伤久病因阴血衰少，阳气不足，虚阳外浮，脉浮大无力为危证。与之相对应的是沉脉，属于里证，此时因为脉位较深，所以轻按往往不得其脉。有力为里实，无力为里虚。邪郁于里，气血阻滞阳气不畅，脉沉有力为里实；脏腑虚弱，阳虚气陷，脉气鼓动无力，则脉沉无力，为里虚。

●养生建议

锻炼身体，不要整天为了肌肉的强壮而锻炼，而要练气，以免那些剧烈的运动耗损透支了你身体的元气。简单地说，练气就要练肺，并非像你想象的那样有高远的境界，很多时候需要的就是你能心平气和地散步，能够在静坐的时候多做两次深呼吸。

第四节　同身寸

　　如果能对身体的结构有一个大体的了解，对于穴位的确定也会有所帮助。比如小孩，一般在比例的处理上，头部占到身体的1/4，成年人在采用立姿的时候，应该占到约1/7，如采用坐姿，头部占到约1/5。因为身体本身就具有发展的协调性，所以如果利用自身的一些尺度去衡量的话，往往可以较为准确地找到穴位。

　　事实上，人的身上有很多有趣的尺度标准，掌握这些尺度标准可以让你在生活中少了"郑人买履"的麻烦。这样的尺度如：用皮尺量一量拳头的周长，再量一下你的脚长，你会发现这两个长度很接近，所以，买袜子时，只要把袜底在自己的拳头上绕一下就知道是否合适了；量一量父母的身高和脚长，你就会发现，身高约是脚长的7倍。在正常情况下，一个人手腕的周长恰恰是他脖子周长的一半；一个人两臂平伸的长度正好约等于身高。同样的，中医里也有"同身寸"的概念，也就是用自己的手指作为寻找穴位的一个尺度。在一般情况下，拇指指间关节的宽度是1寸，称"拇指同身寸"，适用于四肢部的直寸取穴；中指中节屈曲时内侧两端纹头之间的宽度为1寸，称"中指同身寸"，适用于四肢及背部的取穴；把四指并拢，第二关节的宽度就是3寸。从结构上来看，低头的时候，脖子后部正中最突出的凸骨就是第七颈椎，紧接着的凸骨就是第一胸椎，而平常在系腰带的时候，左右两侧突出的骨头与第四腰椎的位置约在一条线上。

第五节　找穴位

　　全身穴位很多，而且分布多是"四海为家"，那么，该如何来找到那些对应的穴位呢？

找准穴位的技巧

期门穴
日月穴

天枢穴

●找准穴位一个重要的依据就是有压痛感，即用手指的指腹略微重压，身体就会有疼痛感。比如肝胆疾病，在期门、日月穴有压痛，若有肠道疾病则在天枢穴有压痛等。

● 温馨提示

　　自己给自己按压自然有个轻重缓急，然而由于身体的原因和穴位的关系，很多时候需要借助他人的帮助，在这种情况下按压者就要顾及被按压者的感受，不能超出被按压者所能承受的范围。正是从这个角度，我们说"关公刮毒疗伤"的精神可嘉，但方法不可取，因为在忍受的时候，不是你在忍受，而是你身体的组织超越极限在忍受。忍受大多数时候都意味着破坏，所以在通过经络进行防治疾病，寻找穴位的时候，最好在范围上采取先大后小，在手法的力度上采取由轻缓到重急的渐进方式。

第六节　十二时辰对应十二经脉

中医理论指出，经络是人体运行气血、联系脏腑和体表及全身各部位的通道，是机体功能的调控系统。

"经"，顾名思义，应当是"纬"的对立面，原意是"纵丝"，有路径的意蕴，即指经络系统中的主要路径，它存在于机体内部，贯穿上下，沟通内外；"络"的原意是"网络"，就是主路分出的辅路，它经纬交织，纵横交错，遍布全身，形成一个全封闭的经络体系。

《黄帝内经·灵枢·脉度》说："经脉为里，支而横者为络，络之别者为孙。"就是说，在经络体系中，按大小、深浅的差异，分别被称为"经脉""络脉"和"孙脉"。

经络保养的过程等同于养生，经络养生需要在正确的时间内进行。

不同的时辰流注于经脉的气血有盛有衰，十二时辰分别对应十二经脉，只要因势利导，就会对身体健康产生积极影响，或者说，按照这个时间表保养经络，个人养生自然能够取得事半功倍的效果。

十二时辰与十二经脉的相互对应情况

子时（23:00~0:59）

这个时段，胆经比较旺盛。子时睡得足、质量好，一般不会出现黑眼圈。中医认为："肝之余气，泄于明胆，聚而成精。"人在子时前入眠，胆方能完成代谢。子时前入睡者，晨醒后头脑清晰、气色红润。反之，常于子时内不能入睡者，则气色青白，眼眶昏黑。同时，因胆汁排毒代谢不良，非常容易生成结晶、结石等一系列疾病。

丑时（01:00~02:59）

这个时段，肝经比较旺盛。中医认为："肝藏血"，"人卧则血归于肝"。如果丑时不能入睡，肝脏还需要输出一定能量支持人的思维或行动，就很难完成人体的新陈代谢，所以，丑时未能入睡者，往往面色呈现青灰，情志怠慢而躁，易生肝病，并且脸色晦暗，非常容易长斑。

寅时（03:00~04:59）

这个时段，肺经比较旺盛。寅时睡得熟，色红精气足。"肺朝百脉"，肝在丑时把血液推陈出新之后，将新鲜血液提供给肺，通过肺送往全身，所以，在清晨健康者往往面色红润、精力充沛。肺病患者这时的反应往往最为激烈，如因剧咳或哮喘而醒。

卯时（05:00~06:59）

这个时段，大肠经比较旺盛。卯时大肠蠕动，进行排毒并排出渣滓。"肺与大肠相表里"，肺将充足的新鲜血液布满全身，紧接着促进大肠进入兴奋状态，完成吸收食物中的水分和营养、排出渣滓的过程，所以，清晨起床后，最好排大便。

辰时（07:00~08:59）

这个时段，胃经比较旺盛。辰时吃早餐，营养易吸收。人在此时段吃早餐最容易消化，吸收也最好。早餐可安排温和养胃的食品，如稀粥、麦片、面点等。过于燥热的食品容易引起胃火盛，出现嘴唇干裂、唇疮等问题。不吃早餐，更容易引起多种疾病。

巳时（09:00~10:59）

这个时段，脾经比较旺盛。"脾主运化、统血"。脾是消化、吸收、排泄的总调度者，又是人体血液的统领。"脾开窍于口，其华在唇"。脾的功能好，消化吸收好，血液质量好，嘴唇就是红润的。反之，唇白标志气血不足，唇暗、唇紫则标志寒入脾经。

午时（11:00~12:59）

这个时段，心经旺盛。午时一小憩，安神养精气。"心主神明，开窍于舌，其华在面"。心气可以推动血液运行，养神、养气、养筋。人在午时如果能够休息片刻，对于养心大有好处，能使下午至晚上精力充沛。

未时（13:00~14:59）

这个时段，小肠经旺盛。未时分清浊，饮水能降火。小肠可以分清浊，它能把水液归于膀胱，糟粕送入大肠，精华上输于脾。小肠经在未时对人一天的营养进行调整。如小肠有热，人会干咳、排屁。此时多喝水、喝茶，有利于小肠排毒降火。

申时（15:00~16:59）

这个时段，膀胱经旺盛。申时津液足，养阴身体舒。膀胱贮藏水液和津液，水液可以排出体外，津液则循环在体内。若膀胱有热可导致膀胱咳，且咳而遗尿。申时人体温较高，阴虚的人最为突出。此时，适当的活动有助于体内津液循环，喝滋阴泻火的茶水对阴虚的人效果十分明显。

酉时（17:00~18:59）

这个时段，肾经旺盛。酉时肾藏精，纳华元气清。"肾为先天之根，藏生殖之精和五脏六腑之精"。人体经过申时泻火排毒，肾在酉时就进入贮藏精华的阶段。此时此刻，不适宜大量喝水，更不适宜做运动量太大的活动。

戌时（19:00~20:59）

这个时段，心包经旺盛。戌时护心脏，减压心舒畅。"心包为心之外膜，它附有脉络，属于气血通行之道。邪不能容，容之心伤"。心包是心的保护组织，它可清除心脏周围外邪，使心脏处于完好状态。此时，一定要保持心情舒畅，如看书、听音乐或做SPA、跳舞、打太极拳等，以放松心情，释放压力。

亥时（21:00~22:59）

这个时段，三焦经旺盛。亥时百脉通，养身养娇容。三焦是六腑中最大的腑，具有主持诸气、疏通水道的作用。亥时三焦能通百脉。人如果在这个时段睡眠，百脉可得到较好的休养生息，对身体尤其是容颜保养是十分有益的。

第二章　通经活络的方法

第一节　按摩——通经活络效果好

按摩是一种自然的物理疗法，它是根据人的具体病情，利用按摩者的双手在体表相应的经络、穴位、痛点上，使用肢体活动来防治疾病的一种方法。随着人类社会的进步和人们生活水平的提高，人们对无损伤、无副作用的自然疗法的需求与日俱增，按摩疗法已受到人们的高度重视。

按摩具有多种功效

按摩不仅能通畅经络，改善血液循环，还能调节机体的平衡和神经功能，促进炎症的消退和水肿的吸收，整骨理筋，解痉止痛，润滑关节，松解粘连，提高机体的抗病能力。按摩疗法简便易学，不受场地的限制，无须特殊的器械设备，疗效显著，安全可靠，经济实惠。运用得当的话，更可获得事半功倍的效果，因此越来越多的人开始用这种方式来治病强身。

按摩的适应证和禁忌证

适应证	禁忌证
闭合性的关节及软组织损伤：腰椎间盘突出症、腰肌扭伤、膝关节副韧带损伤、腕关节扭伤、指间关节挫伤等	皮肤病及皮肤破损：湿疹、癣、疱疹、脓肿、蜂窝组织炎症、溃疡性皮肤病、烫伤、烧伤等
肌肉、韧带的慢性劳损：颈肌劳损、背肌劳损、腰肌劳损、跟腱炎、网球肘等	各种急性传染病患者不能按摩，以免疾病传播和延误治疗
骨质增生性疾病：颈椎骨质增生、腰椎骨质增生、膝骨关节炎、跟骨骨刺等	感染性疾病：骨髓炎、骨结核、化脓性关节炎、丹毒、化脓性感染、结核性关节炎等
周围神经疾病：三叉神经痛、面神经麻痹、肋间神经痛、坐骨神经痛、腓总神经麻痹等	内外科危重病：严重心脏病、肝病、肺病、急性十二指肠溃疡、急腹症等
妇科疾病：功能性子宫出血、月经不调、盆腔炎、痛经、闭经、乳腺炎、更年期综合征等	体质虚弱、久病、年老体弱者应慎用按摩，以免造成昏迷或休克
内科疾病：神经症、气管炎、肺气肿、胃炎、胃下垂、十二指肠溃疡、半身不遂、高血压、冠心病、糖尿病、胆囊炎、腹胀、头痛等	原发性或继发性恶性肿瘤
五官科疾病：近视、耳鸣、鼻窦炎、眼睑下垂等	血液病或有出血倾向，如恶性贫血、紫癜等在按摩后易引起出血的病症
儿科疾病：夜尿症、小儿麻痹后遗症、小儿消化不良、小儿腹泻等	极度疲劳、醉酒后神志不清、饥饿及饭后半小时以内的情况下不宜做按摩
皮肤病：黄褐斑、痤疮等	诊断不明的急性脊柱损伤等

按摩的注意事项

在按摩过程中，为了提高按摩效果，防止出现不良反应，应注意以下几个方面。

首先，按摩前要充分了解病情症状，在具体操作过程中，应注意先轻后重、由浅入深、轻重适度，严禁使用蛮力，以免擦伤皮肤或损伤筋骨。力度以患者感觉轻微酸痛，但完全可以承受为宜。

其次，按摩时精神、身体都要放松，呼吸自然。另外，做腰部和下腹部的按摩时，应先排空大小便。在过饥、过饱、情绪激动以及醉酒后均不宜按摩，一般在餐后两小时按摩较为妥当。沐浴后休息一小时再按摩，才能起到放松、保健效果。

最后，按摩应由专业人士根据病症进行，切不可由非专业人士进行，若按摩过程中出现不适，应立即停止。如果出现心慌、虚脱等较为严重的不良反应，还需立即就医。

第二节 常用的穴位按摩手法

按摩手法是按摩的手段，按摩时，手法的熟练程度及正确与否对按摩疗效起着至关重要的作用。按摩手法可分为六十多种，下面介绍四种最常用的手法。只要按照正确的方式在适当的部位按摩，就能帮助你轻松祛除病痛、治病养生。

四种常用的按摩手法

推法	定义：以指、掌、拳或肘部着力于身体体表一定穴位或部位，进行单方向的直线或弧形推动的方法。
	种类：指推法、掌推法、拳推法、肘推法。
	作用：行气活血、疏通经络、舒筋理肌、消积导滞、解痉镇痛、调和营卫。
	注意：使用推法操作时，着力部位要紧贴皮肤，用力要稳，速度要缓慢均匀。

捏拿法	定义：用拇指与食指、中指或拇指与其他四指相对用力，呈钳形，持续而有节奏地提捏或捏揉肌肤。
	种类：拿法、弹法、捻法、抓法。
	作用：捏拿法刺激较强，常用于颈部、肩部及四肢部位的按摩，具有祛风散寒、通经活络、行气开窍、解痉止痛、祛瘀生新等作用。
	注意：使用捏拿法时，力道要柔和，可由轻而重再由重而轻。

按法

定义：按法是将手指、手掌置于体表之上，先轻后重，逐渐用力向下压某个部位或穴位，又称"压法""抑法"。

种类：指按法、掌按法、肘按法。

作用：按法具有安心宁神、镇静止痛、开闭通塞、放松肌肉、矫正畸形等作用。

注意：适用于全身各部位腧穴，掌按法常用于背腰、下肢，肘按法常用于背腰、臀部、大腿等肌肉丰厚部位。

摩法

定义：用手指指腹或手掌在身体特定部位做逆时针或顺时针的环形摩动，或直线往返摩动的手法叫"摩法"。

种类：掌摩法和指摩法两种。掌摩法是指用手掌掌面附着于施术部位，做有节律的环形摩动的按摩方法。食指、中指、无名指相并，指面附着于特定部位按顺时针或逆时针环转运动的按摩方法被称为"指摩法"。

作用：摩法轻柔缓和，常用于胸腹、胁肋部操作，具有理气和中、行气活血、消积导滞、祛瘀消肿、健脾和胃、清肺排浊等作用。

其他常见的按摩手法

按摩手法	作用	分类	使用部位	说明	适用部位
揉法：用手掌大鱼际或掌根、全掌、手指螺纹面部分，着力于体表施术部位，做轻柔和缓的回旋揉动，刺激较小	宽胸理气 消积导滞 活血化瘀 消肿止痛 祛风散寒 舒筋活络 缓解痉挛	指揉法	拇指、食指、中指的指端或螺纹面	用拇指、食指、中指的指端垂直向特定部位按压	全身各部位
		掌揉法	手掌大鱼际或掌根	用手掌大鱼际或掌根着力于施术部位做轻柔缓和的揉动	全身各部位

按摩手法	作用	分类	使用部位	说明	适用部位
点法：用指端或屈曲的指间关节部着力，持续点压，刺激某些穴位，作用面积小，刺激大	疏通经络活血止痛开通闭塞调理脏腑	屈指点	拇指或食指	弯曲手指，用拇指指关节桡侧或食指近侧指间关节点压旋术部位	全身各部位
		拇指点	拇指指端	用拇指指端按压体表穴位	全身各部位
击法：用拳背、掌根、掌侧小鱼际、指尖击打身体一定部位或穴位	舒筋通络调和气血提神解疲	指击法	手指末端	用手指末端着力击打	多用于头部
		拳击法	拳背或小鱼际侧	手握空拳，用拳背或小鱼际侧击打	多用于腰背部
		小鱼际击法	小鱼际	手掌伸直，用单手或双手小鱼际着力击打	多用于腰背、下肢
		掌击法	手掌根部	手指自然松开，用手掌根部击打	多用于腰臀、下肢
拍法	舒筋活络行气活血解除痉挛		手指、手掌	以手指、手掌为着力部位，附着于体表一定部位，进行平稳而有节奏的拍打动作	主要作用于肩背、腰臀及下肢部
掐法	开窍醒脑回阳救逆调和阴阳疏通经络运行气血		拇指指尖	用拇指指尖着力，重按穴位而不刺破皮肤	常用于人中或十宣等肢端的穴位
擦法：用手指或手掌着力于一定部位，做前后左右直线往返摩擦，使患者体表产生一定热度	行气活血疏通经络消肿止痛健脾和胃温阳散寒	掌擦法	手掌面	用手掌面紧贴皮肤进行摩擦	温度较低，多用于胸腹胁部
		鱼际擦法	大鱼际或小鱼际	用鱼际紧贴施术部位往复摩擦	小鱼际擦法温度较高，多用于腰背臀部；大鱼际擦法温度适中，可用于全身各部位
		指擦法	食指、中指、无名指	将食指、中指两指或食指、中指、无名指三指并拢，用螺纹面进行摩擦	全身各部位

第三节 刮痧——疏散瘀积活气血

刮痧是传统保健方法之一，也是我国医学的重要组成部分。由于具有简便易学、取材方便、操作简单、疗效显著等特点，刮痧法在民间广为流传，深受人们的喜爱。

刮痧的治病原理

刮痧就是用手指或各种边缘光滑的工具，蘸上具有一定治疗作用的刮痧介质，在人体表面特定部位反复进行刮拭，使皮肤表面出现瘀血点、瘀血斑或点状出血，这就是所谓的"出痧"。如果用刮痧器具刮拭经络穴位，就可以通过良性刺激，借由经络的传导作用，使体内瘀积的气血疏散，从而达到促进身体新陈代谢、增强抗病能力和免疫功能的作用。

一方面，"痧"是指病邪的痧，这里泛指由于邪气侵入人体、孔窍闭塞、经脉阻塞、气血凝滞、壅盛实热而产生的各种头晕头痛、耳热倦怠、胸口气闷、四肢乏力、上吐下泻等症；另一方面，"痧"也是病症的表现。这类疾病的表现多是体表出现各种红紫或紫黑的痧点或痧斑，可能是邪气闭阻不能外达的表现。通过观察出痧情况，能够帮助诊断疾病。

刮痧的用具和介质

广泛地说，凡是边缘圆钝、质地较硬，但不会对皮肤造成意外损伤的物品都可用来刮痧，如家中的汤匙、瓷碗边儿、梳子背等都是可就地取材的工具。如果长期使用或作为治疗，还是用正规一些的刮痧板比较好。刮痧板一般为长方形，边缘较为光滑，四角为钝圆。刮痧板的两个长边，一边厚，一边薄。薄的那一面常用于人体平坦部位，凹陷的厚面适合进行按摩保健刮痧，刮痧板的角适于在人体凹陷部位刮拭。根据材质不同，刮痧板可分为不同类别。中医认为，犀牛角或是牛角最好，玉、石次之，瓷片亦可，塑料不宜。

刮痧的介质其实就是刮痧用的润滑剂，有两方面的作用：一方面是增加润滑度，避免刮痧时刮伤皮肤；另一方面刮痧润滑剂具有一定的药物治疗作用，可以增强刮痧的功效。现在比较常用的刮痧介质有冬青膏、白酒、麻油、鸡蛋清、刮痧活血剂、薄荷水、扶他林、刮痧油、止痛灵等。

刮痧适应及禁忌

内科病症	感冒发热、头痛、咳嗽、呕吐、腹泻、高温中暑、急慢性支气管炎、肺部感染、哮喘、心脑血管疾病、中风后遗症、急慢性胃炎、肠炎、便秘、腹泻、高血压、眩晕、糖尿病、胆囊炎、肝炎、水肿、消化性溃疡、肾炎、慢性肝炎、肺心病、神经性头痛、血管性头痛、三叉神经痛、坐骨神经痛、胆绞痛、肠胃痉挛和失眠、多梦、神经官能症等病症。
外科病症	急性扭伤、腰椎间盘突出症、足跟痛、脉管炎、毛囊炎、坐骨神经痛、肩周炎、落枕、慢性腰痛、风湿性关节炎、类风湿性关节炎、关节骨质增生、股骨头坏死、痔疮、皮肤瘙痒、荨麻疹、痤疮、湿疹等病症。
儿科病症	营养不良、食欲减退、生长发育迟缓、小儿感冒发热、腹泻、遗尿等病症。
五官科病症	牙痛、鼻炎、鼻窦炎、咽喉肿痛、视力减退、弱视、青少年假性近视、急性结膜炎、耳聋、耳鸣等病症。

| 妇科病症 | 痛经、闭经、月经不调、乳腺增生、产后缺乳、带下病、盆腔炎、乳腺炎、人工流产综合征等病症。 |

刮痧禁忌

禁刮病症：白血病、血小板减少、严重贫血、皮肤高度过敏、破伤风、狂犬病、心脑血管病急性期、肝肾功能不全。

禁刮人群：久病年老的人、极度虚弱的人、极度消瘦的人、对刮痧极度恐惧或过敏的人、囟门未合的小儿。

禁刮部位：皮肤破损、溃疡、疮头、未愈合的伤口，韧带及肌腱急性损伤部位，孕妇的腹部和腰骶部，妇女乳头，孕妇和经期妇女的三阴交、合谷、足三里等穴位，肝硬化腹水者的腹部、眼睛、耳孔、鼻孔、舌、口、唇、前后二阴、肚脐等。

禁刮情况：醉酒、过饥、过饱、过渴、过度疲劳等。

第四节　常用的八种刮痧法

根据刮拭的角度、身体适用范围等，刮痧可以分为面刮法、平刮法、角刮法、推刮法、厉刮法、点刮法、垂直按揉法、平面按揉法等。

握板法

要刮痧首先要学会正确的持板方法，也就是握板法，否则刮痧时容易疲惫且效果不佳。正确的握板方法是：刮痧板的长边横靠在掌心，拇指和其他四个手指分别握住刮痧板的两边，刮痧时用掌心的部位向下按压。

面刮法是最常用的刮拭方法。手持刮痧板，向刮拭的方向倾斜30°～60°，以45°最为普遍，依据部位的需要，将刮痧板的1/2长边或全部长边接触皮肤，自上而下或从内到外均匀地向同一方向直线刮拭。面刮法适用于身体平坦部位的经络和穴位。

平刮法手法与面刮法相似，只是刮痧板向刮拭的方向倾斜的角度小于15°，而且向下的渗透力也较大，刮拭速度缓慢。平刮法是诊断和刮拭疼痛区域的常用方法。

角刮法

角刮法使用刮痧板的角部在穴位处自上而下进行刮拭，刮痧板面与皮肤呈45°，适用于肩部、胸部等部位或穴位的刮痧。刮拭时要注意不宜过于生硬，因为角刮法比较便于用力，所以要避免用力过猛而伤害皮肤。

推刮法

推刮法的操作手法与面刮法大致相似，刮痧板向刮拭的方向倾斜的角度小于45°，压力大于平刮法，速度也比平刮法慢一点儿。

厉刮法

厉刮法的刮痧板角部与刮拭部位呈90°垂直，刮痧板始终不离皮肤，并施以一定的压力，在皮肤上做短间隔前后或左右的摩擦刮拭。厉刮法主要用于头部穴位。

点刮法

点刮法的刮痧板角部与要刮拭部位呈90°垂直，向下按压，由轻到重，逐渐加力，片刻后快速抬起，使肌肉复原，多次反复。这种方法适用于无骨骼的软组织处和骨骼缝隙、凹陷部位。要求手法连贯自如。这种手法刺激性较强，具有镇痛止痛、解除痉挛的作用，多用于实证的治疗。

垂直按揉法是将刮痧板的边缘以90°的角度按压在穴区上，刮痧板与所接触的皮肤始终不分开，做柔和的慢速按揉。垂直按揉法适用于骨缝部穴位以及第二掌骨桡侧的刮拭。

　　平面按揉法是用刮痧板角部的平面以小于20°的角度按压在穴位上，做柔和迟缓的旋转，刮痧板角部平面与所接触的皮肤始终不分开，按揉压力应当渗透到皮下组织或肌肉。平面按揉法常用于手足全息穴区、后颈、背腰部全息穴区中疼痛敏感点的刮拭。

第五节 刮痧的注意事项

刮痧时要了解病情，以便辨证施治，确定刮拭的部位和方法，还要消除患者的恐惧心理，以免出现晕刮等情况。

刮痧须知

1. 整体刮拭的顺序是自上而下，先头部、背腰部或胸腹部，后四肢。背腰部及胸腹部可根据病情决定刮拭的先后顺序。基本上按照头颈部—脊柱—胸部—腹部—四肢和关节的顺序来进行刮拭。每个部位一般先刮阳经，再刮阴经，先刮拭身体左侧，再刮拭身体右侧。

2. 不要面向电风扇刮痧，夏季应该避开过堂风，因为刮痧时皮肤汗孔开泄，如果遇到风邪，就会从开泄的汗孔侵入人体，影响刮痧疗效，也容易引发新的疾病。

3. 怕痛的人可以在刮痧前先用热水泡澡或者热敷，来减少痛感，刮痧时力度也要有所减轻。

4. 刮痧后汗孔张开，所以要注意保暖，不要吹冷风，半小时内最好不要冲冷水澡，但是可以洗热水澡，或者在洗的过程中进行刮拭。另外还要注意不能急躁和动怒，要及时擦汗，不要当风受凉，刮痧当天不要从事重体力劳动。

5. 刮痧治疗时人体汗孔张开、邪气外排，人体津液也会消耗，所以在刮痧治疗后，应当喝一杯温开水来补充体内消耗的津液，促进新陈代谢，加速代谢产物的排出。

6. 用刮痧来进行强身保健时，不必刮出痧来，对经络穴位都可以按顺序进行柔和的刮拭，每次3~10分钟。虽然这种手法不容易出现痧痕，但是同样具有保健强身的效果。冬天时可以隔着衣裤进行刮拭，长期坚持可以达到舒筋活血、祛病延年的功效。

7. 要遵循每次刮痧治疗一种病症的原则，不可过度延长刮拭时间，也不要连续大面积出痧，这样会造成体内正气受损。

8. 不要片面追求出痧。有些病症确实是不易出痧，对于不易出痧的病症和部位，只要刮拭方法和部位正确，就会有治疗效果。如果片面追求出痧而过分刮拭，就会消耗人体正气，还有可能造成软组织损伤。

9. 刮痧的频率不能过高，一般来说，两次刮痧之间至少间隔3天，不要每日刮或一天刮好几次。

人体各部位的刮拭方向和顺序

顺序	人体	刮拭部位	方法	功效	防治疾病	备注
1	头部	头部两侧	用刮痧板薄面边缘或刮痧板角部刮拭	改善头部血液循环，疏通全身阳气	中风、头痛、脱发、失眠、感冒等	每个部位刮30次左右即可
		前头部				
		后头部				
		全头部				
2	面部	前额部	顺着经络运行方向刮，方向为由内向外	养颜祛斑、美容	眼病、鼻病、耳病、面瘫、雀斑、痤疮等	手法轻柔，以不出痧为度
		两颧部				
		下颌部				
3	颈部	颈部正中线	顺着经络运行方向刮	育阴潜阳、补益正气	颈椎病、肩周炎等	用力轻柔
		颈部两侧到肩部	顺着经络运行方向轻柔刮拭			一气呵成，中间不停顿

顺序	人体	刮拭部位	方法	功效	防治疾病	备注
4	背部	背部正中线	顺着经络运行方向刮	预防脏腑疾病	黄疸、胆囊炎、肝炎、肠鸣、泄泻、便秘、脱肛、痢疾、肠痛等	用力轻柔
		背部两侧	顺着经络运行方向刮			一气呵成，中间不停顿
5	胸部	胸部正中线	从上往下，顺着经络运行方向刮，力道均衡	预防脏腑疾病	冠心病、慢性支气管炎等	用力要轻柔，乳头处禁刮
		胸部两侧	从内向外，顺着经络运行方向刮，力道均衡			
6	腹部	腹部正中线	从上往下	预防脏腑疾病	胆囊炎、慢性肝炎、胃及十二指肠溃疡、胃痛、慢性肾炎、前列腺炎、便秘等	空腹或饱餐后禁刮，急腹证忌刮，神阙穴禁刮
		腹部两侧				
7	四肢（除膝关节）	上肢内侧	从上往下	通经活络	全身疾病	感染、破溃、痣瘤等处刮拭时应避开
		上肢外侧				
		下肢内侧				
		下肢外侧				
8	膝关节	膝眼	用刮痧板棱角刮拭	舒筋理气	膝关节的病变、腰背部疾病、肠胃疾病等	刮拭关节时动作应轻柔
		膝关节前部				
		膝关节内侧				
		膝关节外侧				
		膝关节后部				

第六节 拍打经络能通气

拍打是运用各种手法，通过外力的振动扩散作用，刺激经络穴位，从而促进血液循环，加速身体新陈代谢，达到疏通经络、调和脏腑的目的。拍打操作简便、安全、使用范围广，同时又不要求精确的穴位范围，因此使用更加方便。

拍打的保健功效

拍打具有很好的保健效果，可通经活络、行气活血、消除瘀滞、强壮筋骨、防病强身。拍打身体可使相应关节得到适度的活动，肌肉得到很好的按摩，且拍打时所产生的振动可传至肌肉和内脏器官的深部，因此能促进内脏的血液循环，可预防和治疗颈椎病、肩周炎、心血管疾病、肝胆、肾和膀胱疾病等。

此外，拍打还有助于消除疲劳，对治疗手脚冰冷也有一定的作用。

主要拍打手法

拍打手法主要有掌拍法和拳拍法两种，可根据不同人群、不同体质和症状选用。

- ●定义：将手掌放松、五指伸直，轻拍身体各部位，又称为"补法"。
- ●适用：这种手法拍打轻快，对经络穴位的刺激也较小，适合老年人或身体虚弱、多病的人使用。

拳 拍 法

● 分类：分为空拳拍法和实拳拍法。
● 定义：四指弯曲握拳，拇指放在掌心中为空拳拍法，若拇指放在掌心外则为实拳拍法。
● 适用：这种拍打方法比较适合年轻人和体力较好的人使用。

拍打的基本要求

1. 拍打时不要紧张，全身放松、自然，挺胸抬头，呼吸和缓，摒除杂念，将注意力放在拍打的部位。

2. 拍打时用力要适当。应先轻后重、先慢后快、快慢适中，感觉气血比较顺畅之后可慢慢增加力道。在病变的关节肌肉处节奏可加快些，力道也可稍微加重。拍打胸腹部时动作要轻柔，不能重拍重捶，以免损伤内脏。

3. 拍打时应循序渐进，持之以恒。最好在早晨起床后进行拍打，一般每日1~2次即可。

4. 每次拍打15~30分钟较好，有病痛的部位可多拍一会儿，用力程度以个人感觉舒服无损伤为宜。

拍打十二经脉，祛除相应病痛

手三阳经	手阳明大肠经	治疗头痛、牙痛、咽喉痛、耳鸣、水肿等
	手少阳三焦经	治疗偏头痛、肘臂痛等
	手太阳小肠经	治疗发热、头痛、咽喉痛、肩臂腰痛等

手三阴经	手太阴肺经	治疗胸闷、咳喘、咽喉痛、肩背痛、手臂痛等
	手厥阴心包经	治疗心悸、胃痛、神志病等
	手少阴心经	治疗胸闷、肋痛、肘关节痛、心悸、心痛、失眠、健忘等

足三阳经	足阳明胃经	治疗腹泻、腹痛、便秘、下肢麻木、腰腿痛等
	足少阳胆经	治疗偏头痛、肩背痛、感冒等
	足太阳膀胱经	治疗肾虚、遗精、月经不调等

足三阴经	足太阴脾经	治疗胃痛、腹胀、腹泻、便秘、失眠、月经不调等
	足厥阴肝经	治疗头痛、晕眩、月经不调、腹痛等
	足少阴肾经	治疗遗精、月经不调、腰痛等

● 温馨提示

1. 患有感染性皮肤病，如湿疹、溃烂等症状的人，不宜拍打。

2. 有烧伤、开放性创伤或容易出血的人不宜拍打。

3. 末梢血管脆弱的糖尿病患者不能进行拍打。

4. 空腹或过饱时都不应进行拍打。

第七节　拔罐——刺激穴位除瘀滞

拔罐疗法，又称"火罐气""吸筒疗法"等，是一种以杯罐做工具，借助热力排去其中的空气以产生负压，使其吸着于穴位皮肤或者患处，通过吸拔和温热刺激等，造成人体局部发生瘀血现象的一种治疗方法。拔罐疗法可以有效改善经络中气血瘀滞的状况，因此是疏通经络的一种好方法。

拔罐的治病原理与功效

拔罐通过对经络穴位的吸拔作用，可以改善经络中气血凝滞或空虚的状态，打通瘀滞的气血并引导其输布全身，使衰弱的脏腑器官得以亢奋，恢复功能，从而达到祛病强身的效果。

中医常说"阴盛则阳病，阳盛则阴病"，即人体内只有达到阴阳平衡，才可保持健康，一旦这种平衡被打破，那么人体就会产生疾病。拔罐可以协调人体内的阴阳平衡，这是因为它通过吸拔经络穴位可以调整某些脏器的功能，使人体内的阴阳得以重新恢复平衡的状态。

拔罐不仅有疏通经络气血、平衡人体阴阳的作用，而且还可以祛风散邪。

拔罐的器具

▶ 罐具

在古代，拔罐疗法一般选用动物的角来做罐具，但在后来漫长的发展过程中，罐具的种类逐渐丰富起来，主要有竹罐、玻璃罐、陶罐、橡胶罐、抽气罐等几种。不同材质的罐具，各有其优点和缺点，拔罐时应根据具体情况进行选择。

竹罐 竹制品，用直径3~5厘米的竹子，截成8~10厘米的圆筒，一端留节为底，一端为口，磨制光滑，中间略粗，呈腰鼓状，不易摔碎，但易干裂。

玻璃罐 采用耐热质硬的透明玻璃制成，形状如笆斗，肚大口小，罐口平滑。优点是质地透明，使用时可以窥见罐内皮肤的瘀血、出血等情况，便于掌握拔罐治疗的程度，但容易破碎。

陶罐 用陶土烧制而成，罐口平滑，中间略粗，吸附力强，不透明，易破碎。

拔罐的其他常用物品

▶ 针具

在拔罐治疗中，除根据病情所需的罐具外，还需要燃料、针具等一些其他的辅助工具。在采用以燃烧作为排气手段的火罐法时，常用的燃料有酒精、油料、纸片等。酒精具有热能高而又挥发快的特点，因此是最佳的拔罐燃料。在采用刺络罐法时，应准备针头、针灸毫针、三棱针、皮肤针等相应的针具。

▶ 消毒用品

在进行拔罐治疗前一般都要用酒精脱脂棉球清洁皮肤，消毒罐具。

▶ 润滑剂

为了加强罐口与皮肤接口的密封度，以保持火罐的吸拔力，在拔罐中经常会使用凡士林、石蜡和植物油等润滑剂。

第八节　拔罐的多种吸拔方式

拔罐的吸拔方式可以分为很多种，按照罐具借以产生吸力的不同的排气方式，大概可以分为：火罐法、水罐法和抽气罐法等几种。

火罐法

火罐法是最常用的一种拔罐方法，即借助火焰燃烧，在罐具内形成负压，从而使罐具吸附于皮肤上。具体来讲，火罐法又可以细分为投火法、闪火法、贴棉法和滴酒法等。

投火法　用镊子夹住酒精棉球，点燃后将其投入罐内，然后迅速将罐扣在应拔部位上。因为罐内有燃烧的物质，很有可能落下来烧伤皮肤，所以患者最好取侧位，让罐子呈水平横拔。

闪火法　用镊子夹着燃烧的酒精棉球，伸进罐内旋转片刻，然后迅速抽出，并立即将罐扣在应拔的部位上。这种方法因罐内没有燃烧物，所以适用于各种体位。

贴棉法　先取一块直径为1厘米左右的脱脂棉片，拉薄后用酒精浸湿，贴在罐内壁下方段处，用火点燃后迅速将罐扣在应拔部位上。因为酒精点燃后有可能滴到罐口，烧伤皮肤，所以这种方法适合于侧面横拔法。

滴酒法 先在罐内底部滴入几滴酒精，然后将罐横放旋转，以使酒精均匀地流过罐内壁上，点燃后迅速将罐具扣在应拔部位上。这种方法适用于各种体位。

水罐法

水罐法即利用煎煮水热力排去空气的方法。

水 罐 法

● **水煮罐排气法**：是指用水煮罐以形成罐内负压的一种方法。具体操作是指先将竹罐放在沸水中煮2~3分钟，随后用镊子将罐具取出，甩去水液，或用折叠的凉毛巾紧捂罐口，趁热扣在皮肤上，即能吸住。

● **水蒸气排气法**：是指用水蒸气熏蒸罐具以形成罐内负压的方法。具体操作方法是先用一个水壶烧水，当水蒸气从壶嘴中喷出时，即将罐具套上几秒钟，随后即可将罐具取下扣在应拔部位上。

抽气罐法

抽气罐法即直接将空气从罐内抽出的方法。可以先将罐具扣在需要拔罐的部位上，然后用注射器从橡皮塞中抽出瓶内空气，使产生负压吸住，也可以用抽气筒套在塑料罐具的活塞上，将空气抽出即能吸住。

第九节　四种常用的拔罐方法

　　拔罐的方法有很多种，按照用罐的数量可以分为单罐法和多罐法。单罐法即单罐独用，一般用于治疗病变范围比较小、病症比较轻的疾病；多罐法即多罐并用，一般用于治疗病变范围比较广泛或患病反应点较多的疾病。按照拔罐的形式或者方法来分，常用的拔罐方法主要有留罐法、闪罐法、血罐法和走罐法等，下面对其进行简单的介绍。

留罐法

　　留罐法，又称"坐罐法"，是指罐具吸附在应拔部位后，留置一段时间的拔罐法。留罐法一般留罐的时间为10～15分钟，可用于治疗大部分病症，是最常用的拔罐法。在采用此法时应注意以下几点：罐大吸拔力强的应适当减少留罐时间；夏季及皮肤薄弱处留罐时间不宜过长；如需拔瘀血罐，时间可稍延长，但不能拔破皮肤。

闪罐法

　　闪罐法是指罐具吸附在应拔部位后随即取下，反复操作至皮肤潮红时为止的一种拔罐方法，若连续吸拔20次左右的，则称为"连续闪罐法"。由于闪罐法拔后在皮肤上不留瘀紫斑，故比较适合面部拔罐。闪罐法的兴奋作用较为明显，适用于肌肉萎缩、局部皮肤麻木、中风后遗症、内脏病等病症。

血罐法

血罐法，也称"刺络罐法"，适用于各种急慢性软组织损伤、高热、神经痛和神经性皮炎等症。具体操作方法是：先用三棱针、梅花针或注射针等按病变部位的范围大小和出血量的要求，针刺穴位或病变部位。针刺时的力度是：轻刺以皮肤出现红晕为标准；稍重刺以轻微出血为标准；重刺以点状出血为准。针刺后再拔罐并留罐，留罐时间长短按不同部位和病症需出血的量而定。

走罐法

走罐法，又称"推罐法"或"行罐法"，多用于胸背、腹部、大腿等肌肉丰满、面积较大的部位。本法常用于治疗麻痹、肌肉萎缩、神经痛和风湿痹痛等症。具体操作方法是：先在罐口或吸拔部位涂上一层润滑剂，以便于罐具滑动。吸拔后用一手按

住罐口前缘皮肤，另一手则握住罐底稍倾斜推，沿着肌肉骨骼生长路线或经脉循行路线做上下左右的移动，也可以以患部为中心作环形旋转移动。待患部皮肤变得潮红或起丹痧点时即可起罐。

第十节 艾灸——行气活血促循环

艾灸是一种使用燃烧后的艾条悬灸人体穴位的中医疗法。它的特点是：施灸时通过对人体穴位产生温热刺激作用，借由经络的传导，从而达到温通气血、扶正祛邪、防病治病、长寿保健的作用。古人常说"针所不为，灸之所宜"。艾灸作为我国最古老的一种防治疾病的方法之一，对于治疗很多疾病都有效果。

艾灸可温通经脉、行气活血

中医认为，人体进行正常的生命活动需要依靠周身气血的运行，若气血不足、运行不畅就容易衰老、生病。气血有"遇温则行，遇寒则凝"的特点，所以要保持气血运行顺畅，就要祛除体内的寒气。艾灸利用艾火对经络穴位的温热刺激，达到温通经脉、行气活血的功效。有些艾灸疗法所用的药艾（艾绒中加入药物）燃烧时能散发出特殊的气味，特别易于吸收，可以快速地打通人体经络，加速体内的血液循环。

艾灸的取穴原则和配穴法

艾灸取穴三原则

局部取穴：指用艾灸直接作用在病痛的所在位置，或在病痛临近之处取穴，凡是症状在体表表现明显的病症和较为局限的病症，均可使用此方法选取穴位。

远部取穴：指用艾灸作用于远离病痛的经穴，取穴时既可取所病脏腑经脉的本经穴位，也可取与病变脏腑经脉相表里的经脉上的穴位或名称相同的经脉上的穴位。

随证取穴：指针对某些全身症状或疾病的病因、病机而选取穴位，因为有些全身性疾病难以判辨方位，必须根据病症的性质弄清其所属脏腑和经脉，再选取适当的穴位进行治疗。

配穴是根据病症的需要选取两个或两个以上主治相同或相近，具有协同作用的穴位加以配合应用的方法。常用的配穴方法包括本经配穴、表里经配穴、上下配穴、前后配穴和左右配穴等。

艾灸的适应证和禁忌证

艾灸疗法应用特别广泛，不论寒热虚实表里阴阳病症，都可适用，但也并不是无所禁忌。

	功效	病症
适应证	温经散寒、活血止痛	治疗寒冷血滞、经络不通所引起的各种病症，如风寒湿痹、闭经、痛经、寒疝腹痛等。
	升阳固脱、温阳补虚	治疗脾肾阳虚、元气虚脱之证，如久泄、久痢、阳痿、早泄、遗尿遗精、虚脱、休克等。
	消除瘀滞、清热祛毒	治疗疮疡初起或溃久不愈、瘰疬等症。
	温中散寒、疏风解表	治疗中焦虚寒所引起的呕吐、腹痛、泄泻，以及外感风寒等症。
	补中益气、升阳举陷	治疗气虚下陷、脏器下垂所引起的病症，如肾下垂、胃下垂、子宫脱垂、脱肛和崩漏等。
禁忌证	实热证或阴虚发热、邪热内炽等症，如高热、高血压危象、肺结核晚期、大量咯血、呕吐、严重贫血、急性传染性疾病、皮肤痈疽疮疖并有发热者。	
	器质性心脏病伴心功能不全，精神分裂症，孕妇的腹部、腰骶部、颜面部、颈部及大血管走行的体表区域、黏膜附近。	

艾灸中的禁灸穴

	所属部位	穴位名称
古代禁灸穴	头、面、颈部	哑门、风府、天柱、承光、临泣、头维、丝竹空、攒竹、睛明、素髎、口禾髎、迎香、颧髎、下关、人迎、天牖
	胸、腹、胁部	周荣、渊腋、乳中、鸠尾、腹哀
	肩、背、腰、骶部	肩贞、脊中、白环俞、心俞
	四肢部	天府、阳池、中冲、少商、鱼际、经渠、地五会、隐白、漏谷、阴陵泉、条口、犊鼻、阴市、伏兔、髀关、申脉、委中、殷门、承扶
现代禁灸穴	睛明、素髎、人迎、委中	

第十一节　丰富多样的艾灸疗法

　　艾灸疗法是中医常用的一种治疗方法，根据使用艾绒的不同方式，艾灸疗法大致可分为艾炷灸、艾条灸、艾饼灸、艾熏灸等四类。下面主要介绍一下最常用的艾炷灸和艾条灸。

艾炷灸

　　艾炷灸是用艾绒制成圆锥形的艾炷，直接或间接置于穴位上施灸的方法。施灸时，用火柴或燃着的线香点燃艾灸顶部即可。艾炷燃烧一个，称为"一壮"。根据操作方法的不同分为直接灸与间接灸两类。

　　直接灸是把艾炷直接安放在皮肤上施灸的一种方法，由于这种方法伤及皮肤，较为疼痛，因此现在使用较少。

　　间接灸是在艾炷与皮肤之间隔垫某种物品而施灸的方法，又称"隔物灸"。这种灸法又可分为隔姜灸、隔蒜灸、隔葱灸和隔盐灸等，其中最常用的是隔姜灸和隔盐灸。

　　　隔姜灸　　取鲜生姜切成直径为2～3厘米，厚为0.2～0.3厘米的薄片，中间用针扎数孔，放在施灸穴位上，然后将艾炷置于姜片上点燃。施灸过程中患者感到灼烫不能忍受时，可将姜片略提起或缓慢移动，待灼烫感消失后放下再灸。

隔盐灸　取纯净干燥的食盐填平脐窝，在盐上置大艾炷点燃施灸，或在盐上放置姜片、药饼等隔垫物再施灸。施灸过程中患者稍感灼痛时需更换新艾炷。

艾条灸

　　艾条灸是用棉纸把艾绒包裹卷成圆筒形的艾卷，点燃一端，在穴位或患处进行熏灸的一种施灸方法。艾条灸包括悬起灸、触按灸、间接灸三种，其中最常用的是悬起灸。悬起灸是将点燃的艾条悬于施灸部位穴上的一种施灸方法。悬起灸又有温和灸、雀啄灸、回旋灸三种方法。

温和灸　将艾条一端点燃，对准施灸部位，距皮肤3～5厘米进行熏灸，每次10~15分钟。

雀啄灸　将点燃的艾条对准施灸部位，一上一下摆动，像麻雀啄食一样，忽近忽远地施灸5~20分钟。

回旋灸　将点燃的艾条悬于施灸部位距皮肤3~5厘米处，平行往复回旋施灸20~30分钟，使皮肤有温热感。

第十二节　饮食配合助协调

> 不论是按摩、刮痧、拍打，还是拔罐、艾灸，都是由外而内疏通经络的方法，饮食疗法是一种由内而外打通经脉的方法。饮食疗法通过日常食物合理的选取和食用，能调养生理功能，保养体内脏腑，与外在疗法相配合，能发挥更好的保健效果。

饮食对脏腑的调理作用

饮食是维持人体生命活动的基础，因此有"饮食者，人之命脉也"的说法。《黄帝内经·素问·藏气法时论篇》中提出"五谷为养，五果为助，五肉为益，五菜为充。气味合而服之，以补精益气"。

食物有种类繁多的颜色和味道，而且不同颜色和味道的食物还有不同的效果。传统中医根据五行学说，把人体划分为"五脏"，即心、肝、脾、肺、肾，同时根据颜色和味道把食物也划分为五类，"五脏"与"五类"结合，产生了"五色入五脏"和"五味入五脏"的理论。

食物的颜色多种多样，这里所说的五色主要指黄、赤、青、黑、白五种颜色，它们分别对应人体不同的脏腑，即黄色养脾、赤色养心、青色养肝、黑色养肾、白色养肺。食物的五味是指酸、苦、甘、辛、咸，它们与脏腑之间的关系为：酸入肝，苦入心，甘入脾，辛入肺，咸入肾。五味食物虽各有作用，但食用过多或不当也会产生不良影响，如肝病忌辛，肺病忌苦，心病忌咸，肾病忌甘，脾胃病忌酸。

除了五色和五味，食物还有"四性"的说法，即寒、热、温、凉。饮食的性味不同，作用相应也有补虚、泻实、温寒、清热的区别。若为阳热体质，脏腑功能亢进者，宜食偏于寒凉的食物。阴寒体质、脏腑功能较弱者，宜食偏于温补的食物。

顺时养生调理脏腑

顺时养生就是利用四季的变化，配合食疗养生，以调养身体、防治疾病，并使身体达到最好的状态。一年四季寒、热、温、凉的变化对应中医中所说的阴阳变化。人体的脏腑活动应顺应四时的变化，才能符合生命活动的规律。中医讲究"春养肝、夏养心、秋养肺、冬养肾"，也就是在不同的季节补养不同的脏腑，从而达到调理生理功能的目的。

五味调理脏腑

食物的五味各有不同的作用，也对应不同的脏腑，了解五味与五脏的具体关系，就可以选择正确的食物，从而达到调理脏腑的目的。

味道	作用	对应脏腑	常见食物
酸	收敛、固涩	肝	乌梅、柠檬、山楂
苦	泻火、坚阴	心	苦瓜、莴笋、牛蒡
甘	和中、益气、补养	脾	大枣、甘蔗、胡萝卜
辛	发散、行气、行血	肺	辣椒、韭菜、洋葱
咸	软坚、散结	肾	乌贼、鱼肉、海带

▶ 顺时养生的要诀

人体脏腑的生理活动，会因为四季的变化而受到影响，根据自然的规律调整饮食，可以帮助人体达到内外平衡，从而实现保健养生的目的。

第三章　人体十二条经脉详解

第一节　足阳明胃经

经络图解

头维
承泣
四白
巨髎
地仓
下关
颊车
大迎
人迎
水突
缺盆
气舍
气户
库房
屋翳
膺窗
乳中
乳根
不容
承满
梁门
关门
太乙
滑肉门
天枢
外陵
大巨
水道
归来
气冲
髀关
伏兔
阴市
梁丘
犊鼻(膝眼)
足三里
上巨虚
条口
丰隆
下巨虚
解溪
冲阳
陷谷
内庭
厉兑

足阳明胃经

足阳明胃经上共45个穴位，首穴承泣、末穴厉兑，其中30个穴位在胸腹部和头面部，其他15个穴位则分布在下肢的前外侧面。

▶ 经脉循行路线

起于鼻翼旁，上行到眼睛下方的承泣穴，环绕嘴唇，到达颌骨后下缘到大迎穴处，分为两支：一支沿喉咙向下经过胸部腹部，到达脚背第二趾外侧端的厉兑穴；另一支从大迎穴向上，上行过耳前，经过上关穴，沿发际，到额前。

▶ 联系脏腑

属胃，络脾，并与心和小肠有直接联系。

▶ 功效与主治

足阳明胃经异常表现为：发冷，喜欢伸腰，屡打呵欠，颜面暗黑。病发时，厌恶他人和火光，听到木器声音就惊慌，心脏剧烈跳动，睡觉时喜欢独自关闭房门，遮塞窗户。严重的则可能登高而歌，不穿衣服就走。胸膈部响，腹部胀满，还可发为小腿部的气血阻逆，见厥冷、麻木、酸痛等症。

足阳明胃经主治：慢性胃炎、消化性溃疡、胃痛、腹胀、水肿、咽喉肿痛、气喘、三叉神经痛、躁狂；热病、鼻塞流涕或出血、口歪、唇生疮疹、颈部肿、大腹水肿、膝关节肿痛。

▶ 疏通方法

足阳明胃经循行路线很长，因此许多病症都可以通过疏通足阳明胃经来治疗。例如利用按摩、拍打、刮痧、拔罐都可以刺激经络，促进血液循环。

足阳明胃经不通畅的人要避免吃辛辣刺激的食物，尽量选择性平、温和的食物。

食补打通经脉

山药羊肉粥

材料：羊肉250克，鲜山药500克，糯米250克。

做法：把羊肉和鲜山药一同煮烂，再加适量清水，放入糯米煮粥。每日早、晚各温服1次。

人参莲子汤

材料：人参片10克，红枣10克，莲子40克，冰糖10克。

做法：红枣泡发，莲子泡发。把以上材料（除冰糖外）放入锅里加水煮11分钟，移入蒸笼，加冰糖蒸一个半小时即可。

穴位详解

承泣穴——通络明目之养生大穴

▶ **主治**

（1）主要治疗各种眼部疾病，如近视、远视、夜盲、眼睑痉挛、眼睛疲劳、迎风流泪、老花眼等。

（2）对神经系统疾病也有一定疗效，如面肌痉挛、面神经麻痹等。

▶ **位置**

位于面部，瞳孔直下，当眼球与眶下缘之间。

▶ **简易取穴法**

正坐仰靠或仰卧，眼睛直视前方，食指与中指伸直并拢，中指贴于鼻侧，食指指尖位于下眼眶边缘处，则食指指尖所在处即是该穴。

承泣穴

▶ **手法**

按摩：双手食指伸直，以食指指腹按揉左右穴位，每次1~3分钟。

四白穴——明目养颜之养生大穴

▶ **主治**

（1）按揉四白穴对眼睛保健、治疗近视较有疗效。

（2）经常按摩此穴，还可以有效治疗目赤痛、目翳、眼睑瞤动、口眼㖞斜、头痛眩晕等。

（3）按揉四白穴，还可以在一定程度上缓解神经系统疾病，如三叉神经痛、面神经麻痹、面肌痉挛等。

▶ **位置**

位于面部，目正视，瞳孔直下，当眶下孔凹陷处。

▶ **简易取穴法**

四白穴

先以两手中指和食指并拢伸直，不要分开，然后中指指肚贴两侧鼻翼，食指指尖所按之处即是该穴。

▶ **手法**

按摩：双手食指伸直，以食指指腹按揉左右穴位，每次1~3分钟。

人迎穴——降压平喘之养生大穴

▶ **主治**

（1）长期按压此穴，对咽喉肿痛、气喘、瘰疬、瘿气、高血压具有良好的疗效。

（2）经常用手指按压人迎穴，还有利于增进面部的血液循环，能够使脸部的皮肤紧致。

▶ 位置

位于颈部，在前喉结外侧大约3厘米处，在胸锁乳突肌的前缘。

▶ 简易取穴法

正坐或仰靠，拇指与小指弯曲，中间三指伸直并拢，将无名指位于喉结旁，食指指腹所在之处即是该穴。

人迎穴

▶ 手法

（1）按摩：以拇指指腹轻轻上下按压人迎穴，左右各1～3分钟。

（2）艾灸：艾条温和灸，灸10~15分钟，每日1次。

滑肉门穴——润滑脾胃之养生大穴

▶ 主治

（1）主治癫狂等疾病。

（2）对调理脂、肉，健美，减肥有很好的效果。

（3）对于慢性肠胃病、呕吐等病症，长期按压此穴，能有很好的调理保健效果。

▶ 位置

在肚脐上1寸，横开2寸处。

简易取穴法

滑肉门穴

仰卧或正坐，拇指与小指弯曲，中间三指伸直并拢，手指朝下，以食指第一关节贴于肚脐之上，则无名指第二关节所处位置即是该穴。

手法

（1）按摩：以食指、中指、无名指三指指腹垂直下按，再向外拉，用力按揉，早、晚各按揉1次，每次按揉1～3分钟。

（2）刮痧：面刮法、平面按揉法轻刮50次。

天枢穴——调理肠道之养生大穴

主治

（1）天枢穴位置恰好在大肠通过的地方，所以主治便秘、腹泻、肠鸣等病症。

（2）对于腹痛、虚损劳弱、伤寒等疾病，也有很好的缓解作用。

（3）长期按压此穴，对男性生殖器疾病、月经不调等病症，会有很好的调理保健效果。

位置

是足胃经经脉的穴道。要寻找天枢穴是非常简单的一件事，只要先找到肚脐，在肚脐旁开2寸即为该穴所在的位置，左右各一。

▶ 简易取穴法

仰卧或正坐，双手手背向外，拇指与小指弯曲，中间三指并拢，以食指指腹贴于肚脐，无名指所在之处即是该穴。

天枢穴

▶ 手法

（1）按摩：两手掌心向下，以食指、中指、无名指三个手指头垂直下按并向外揉压，施力点在中指指腹。每日早、晚各按1次，每次按揉1～3分钟。

（2）拔罐：仰卧，用闪火法将火罐吸拔在穴位上，留罐15分钟。

（3）刮痧：推刮法、面刮法重刮60次。

足三里穴——利胃健脾之养生大穴

▶ 主治

（1）能够理脾胃，调气血，补虚弱，主治一切胃病。

（2）特别针对急慢性胃炎、胃溃疡、消化不良、胃痉挛、食欲减退，以及急慢性肠炎（消化系统病症）、便秘、四肢倦怠、麻痹或神经痛等有疗效。

（3）长期按摩此穴位，对癫狂、乳痈等病症，会有很好的调理保健效果。

▶ 位置

在外膝眼下3寸，胫骨前嵴外，一横指（中指）当胫骨前肌上。

▶ 简易取穴法

正坐，屈膝90°，掌心对髌骨（左手对左腿，右手对右腿），手指朝下，无名指指端处即是该穴。

足三里穴

▶ 手法

（1）按摩：以中指指腹垂直着力按压，每日早、晚各按揉1次，每次1~3分钟。

（2）拔罐：选择适宜体位，用闪火法将火罐吸拔在穴位上，留罐15分钟。

（3）艾灸：艾条温和灸，灸15～20分钟，每日1次或隔日1次。

丰隆穴——化痰护胃之养生大穴

▶ 主治

（1）此穴是中医针灸最好的化痰穴，能够化痰湿、宁神志，主治痰多、咳嗽，特别有效。

（2）长期按压此穴，对头痛、眩晕、下肢神经痉挛、麻痹、便秘等病症，会有很好的调理保健效果。

▶ 位置

在足外踝上8寸（约在外膝眼与外踝尖的连线中点）处。

➤ **简易取穴法**

正坐，屈膝，垂足，一手手指放于同侧的侧部，其中中指位于外膝眼到外踝尖连线中点处，则中指所在位置即是该穴。

丰隆穴

➤ **手法**

（1）按摩：以食指、中指、无名指三指指腹按压（中指用力），每日早、晚各按1次，每次1～3分钟。

（2）艾灸：艾条温和灸，灸15～20分钟，每日1次或隔日1次。

解溪穴——通络祛火之养生大穴

➤ **主治**

（1）主治牙痛、烦心、目赤。

（2）长期按压此穴，对头痛、眩晕、腹胀、便秘、脚踝、下肢痿痹、肠炎、口痛及足疾等病症，会有很好的调理保健效果。

（3）在现代中医临床中，常利用此穴治疗足下垂、神经性头痛、肠胃炎、踝关节及周围的软组织疾病。

➤ **位置**

在足背踝关节横纹中点，两筋之间凹陷处。

▶ 简易取穴法

正坐，抬一足放在自己坐的椅子上，用同侧的手掌抚膝盖处，拇指在上、四指指腹循胫骨直下至足腕处，在系鞋带处、两筋之间的凹陷即是该穴。

解溪穴

▶ 手法

（1）按摩：以中指指腹向内着力按压穴位，每日早、晚各按1次，每次1~3分钟。

（2）艾灸：艾条温和灸，灸5～10分钟，隔日1次。

内庭穴——消食导滞之养生大穴

▶ 主治

（1）对牙齿痛、急性肠胃炎有效果。

（2）对流鼻血、咽喉肿痛、胃痛吐酸、腹胀、泄泻、痢疾、便秘、足背肿痛等症，都有很好的调理保健作用。

（3）在现代中医临床中，常用此穴位治疗急慢性胃炎、急慢性肠炎、齿龈炎、扁桃体炎、跖趾关节痛等。

▶ 位置

在足背第二、三趾间缝纹端。

▶ **简易取穴法**

正坐，屈膝，把脚抬起，放在另一条腿上，用对侧手之四指置脚掌底托住，手的拇指在脚背，并置于次趾与中趾之间，脚趾缝尽处的凹陷即是该穴。

内庭穴

▶ **手法**

（1）按摩：弯曲拇指，用指尖下压按揉穴位，早、晚各按揉1次，先左后右，各按揉1～3分钟。

（2）刮痧：推刮法轻刮40次。

厉兑穴——通络安神之养生大穴

▶ **主治**

（1）能够改善睡眠多梦、睡不安稳等症状。

（2）对口噤不能食、口歪、口肌麻痹及萎缩等有一定治疗效果。

（3）长期按压此穴，对癫狂等病症会有很好的调理保健效果。

▶ **位置**

在第二趾外侧，趾甲角旁0.1寸处。

▶ **简易取穴法**

正坐，屈膝，把脚抬起放另一腿上。用对侧手之四指置脚掌底托住，手的拇指在脚背。弯曲拇指，指甲所在第二趾外侧趾甲角处即是该穴。

厉兑穴

▶ **手法**

（1）按摩：以拇指指甲垂直掐按穴位，每日早、晚各掐按1～3分钟，先左后右。

（2）刮痧：推刮法轻刮40次。

巨髎穴

巨髎穴

▶ 位置：位于面部，瞳孔直下，平鼻翼下缘处，当鼻唇沟外侧。

▶ 主治：口眼㖞斜、眼睑瞤动、鼻衄、齿痛、唇颊肿；配合谷治齿痛；配地仓、颊车治口㖞。

▶ 手法：用中指或拇指指端按揉30~50次。

地仓穴

▶ 位置：位于面部，口角外侧，上直对瞳孔。

▶ 主治：流涎、眼睑瞤动；配颊车、合谷，可以治疗口㖞、流涎。

▶ 手法：口闭合，牙齿微微咬紧，食指螺纹面按于穴位上向内按揉21~36次。

地仓穴

大迎穴

大迎穴

▶ 位置：位于下颌角前方，咬肌附着面部前缘，当面动脉搏动处。

▶ 主治：口㖞、口噤、颊肿、齿痛；配颊车治齿痛。

▶ 手法：用拇指螺纹面或大鱼际按揉30~50次。

颊车穴

▶ 位置：位于面颊部，下颌角前上方约一横指，

颊车穴

当咀嚼时咬肌隆起，按之凹陷处。

▶ 主治：口㖞、齿痛、颊肿、口噤不语；配地仓治口眼㖞斜。

▶ 手法：中指或食指按穴，向内按揉21～36次。

下关穴

下关穴

▶ 位置：位于面部耳前方，当颧弓与下颌切迹所形成的凹陷中。

▶ 主治：耳聋、耳鸣、聤耳、齿痛、口噤、口眼㖞斜；配翳风治耳疾。

▶ 手法：用拇指或中指指端按揉或点揉30～50次。

头维穴

▶ 位置：位于头侧部，当额角发际上0.5寸，头正中线旁4.5寸。

▶ 主治：头痛、目眩、口痛、流泪、眼睑瞤动。

▶ 手法：按揉30～50次。

头维穴

陷谷穴

陷谷穴

▶ 位置：足背二、三跖趾关节后凹陷处。

▶ 主治：面浮身肿、目赤肿痛、肠鸣、腹痛、热病、足背肿痛等。

▶ 手法：按揉10～30次。

冲阳穴

▶ 位置：足背动脉搏动处，两筋之间。

▶ 主治：口眼㖞斜、面肿、齿痛、癫痫、胃痛、足软无力等。

冲阳穴

▶ **手法**：点按10～30次，按揉时应避开动脉。

气冲穴

气冲穴

▶ **位置**：脐下5寸，任脉旁开2寸。

▶ **主治**：痛经、月经不调、功能性子宫出血、不孕症、疝气等。

▶ **手法**：按揉30～50次。

常见病对症治疗

足阳明胃经主治消化、神经、呼吸、循环系统和咽喉、口、牙、鼻等器官及本经脉所经过部位之病症。倘若发现自己罹患这类疾病，不妨结合具体穴位，对症治疗。

按摩、针刺足三里穴治疗胃痛

胃痛，又称"胃脘痛"，是临床上常见的一个症状，是以胃脘近心窝处常发生疼痛为主的疾病。历代文献中所称的"心痛""心下痛"，多指胃痛。胃痛发生的原因不同，调治的方法也各不相同。由忧思恼怒、肝气失调、横逆犯胃所引起，故治法以疏肝、理气为主；由脾不健运、胃失和降而导致，宜用温通、补中等法，以恢复脾胃的功能。

▶ **经络疗法**

（1）按摩：足三里穴主治胃痛，每日按摩30～50次。

（2）针刺：针刺该穴同样主治胃病，可以直刺1～2寸。寒则点刺出血，热则泻针出气。

按摩、针刺承泣穴治疗近视

近视是眼睛看不清远处的物体，却看得清近处的物体。在屈光静止的前提下，远处的物体不能在视网膜汇聚，而在视网膜之前形成焦点，因而造成视觉变形，导致远方的物体模糊不清。

▶ 经络疗法

（1）按摩：承泣穴具有治疗近视等疾病的效果，可以用两手指螺纹面各按于同侧下眼眶中点的边缘，同时向内按揉36～66次。

（2）针刺：以左手拇指向上轻推眼球，紧靠眶缘缓慢直刺0.5～1.5寸，不宜提插，以防刺破血管引起血肿。

按摩、温灸天枢穴治疗慢性肠炎

慢性肠炎泛指肠道的慢性炎症性疾病，其病因可为细菌、真菌、病毒、原虫等微生物感染，亦可是由过敏、变态反应等原因所致。根据临床有腹泻、排便次数增多、粪便稀薄，甚至水样便，伴有肠鸣，但无里急后重、营养障碍，结合有反复发作史或有慢性肠炎的病因存在，诊断一般并不困难。

▶ 经络疗法

（1）按摩：天枢穴是临床常用穴位，属于足阳明胃经，是手阳明大肠经募穴，其应用以治疗肠胃疾病为主。天枢穴有着主治急性、慢性肠炎的作用，可以对其按揉30～50次。

（2）温灸：一般人可以采取温灸方式，但是孕妇不可灸。

按摩、针刺水道穴治疗子宫肌瘤

子宫肌瘤，全称"子宫平滑肌瘤"，是女性生殖器最常见的一种良性肿瘤。中医认为，子宫肌瘤因七情内伤、脏腑功能失调、气滞血瘀而成。现代医学研究发现，肌瘤组织中的雌激素受体量较正常子宫肌组织多。同时，激素代谢受高级神经中枢调控，所以，神经中枢活动对促进本病也可能起很重要的作用。

▶ 经络疗法

（1）按摩：水道穴在下腹部。当脐中下3寸，距前正中线2寸。水道穴具有治疗疝气、肾炎、尿道感染、子宫肌瘤等疾病的效果，可对症按摩至微热。

（2）针刺：直刺1~1.5寸。

第二节　手阳明大肠经

经络图解

口禾髎
迎香
扶突
天鼎
巨骨
肩髃
臂臑
手五里
肘髎
曲池
手三里
上廉
下廉
温溜
偏历
阳溪
合谷
三间
二间
商阳

手阳明大肠经

简介

　　手阳明大肠经上共20个穴位，首穴商阳、末穴迎香，其中5个穴位在颈面部，其他15个穴位则分布在上肢背面的桡侧。

▶ 经脉循行路线

　　从食指末端商阳穴起，沿着手臂外侧向上臂、肩膀运行，在肩峰分为两支：一支从体表向头、锁骨上窝，再到脸部、鼻子旁边的迎香穴，与足阳明胃经相交；另一支进入体内经过肺到达大肠。

▶ 联系脏腑

　　大肠、肺。

▶ 功效与主治

　　手阳明大肠经可以有效地防治皮肤病，中医讲肺主皮毛，肺与大肠相表里，肺的浊气不能及时排出会直接通过大肠排泄，肺功能弱了，体内毒素便会在大肠内瘀积，所以脸上起痘、身上起湿疹这些问题，大肠经可以很好地调节。大肠经属气血很旺的经络，可以帮助人体增强阳气或把多余的火气去掉。

　　手阳明大肠经可以治疗口干，鼻塞，衄血，齿痛，颈肿，喉痹，面痒，面瘫，眼珠发黄，肩前、臂及食指痛，以及经脉所到之处热肿或寒冷或发寒战抖、肠绞痛、肠鸣、泄泻。

▶ 疏通方法

　　按摩、拍打、刮痧、拔罐、艾灸都可以刺激手阳明大肠经上的穴位，达到打通经脉，加强消化系统和呼吸系统的作用。

第三章　人体十二条经脉详解

食补打通经脉

蜂蜜土豆汁

材料：鲜土豆100克，蜂蜜10克。

做法：鲜土豆洗净切块，榨汁，调入蜂蜜，搅拌均匀即可，每次饭前半小时饮用。

白菜百叶汤

材料：鲜白菜250克，牛百叶120克，生姜3片，麻油适量，鱼露、味精适量。

做法：①将鲜白菜、生姜洗净，牛百叶洗净切丝。②起油锅放入牛百叶、生姜爆炒一下，加清水适量，武火煮沸后，加入鲜白菜文火煲1小时，加麻油、鱼露、味精调味食用。

穴位详解

商阳穴——退热止痛之养生大穴

▶ **主治**

（1）主治胸中气满、喘咳、四肢肿胀、热病汗不出。

（2）对于咽喉肿痛、牙痛、中风昏迷、手指麻木、耳鸣、耳聋等病症，长期按压此穴，会有很好的调理保健效果。

（3）商阳穴还能治疗颔肿、青盲。

（4）现代医学常用此穴来治疗咽炎、急性扁桃体炎、腮腺炎、口腔炎、急性肠胃炎、中风昏迷等。

▶ **位置**

在食指末节桡侧，距指甲角旁约0.1寸。

▶ **简易取穴法**

以左手轻握右手食指，右手掌背朝上，屈曲左手拇指以指甲尖垂直掐按靠拇指侧即是该穴。

●商阳穴

▶ **手法**

（1）按摩：弯曲拇指以指甲尖垂直掐按靠拇指侧之穴位，轻轻掐压无须大力，每日左右各掐按1～3分钟。

（2）点刺出血：寒则点刺出血（血必淡，色必暗），热则摇孔出血，无见其血。

三间穴——泄热通气之养生大穴

▶ **主治**

（1）对风火牙痛、眼睑痒痛、嗜卧、咽喉肿痛、扁桃体炎、肠鸣下痢、手指及手背红肿等症皆可发挥疗效。

（2）又因肺与大肠互为表里，如果肺气不畅，津液不能下达，将导致大便秘结；如果大肠实热，腑气不通，亦可能引发呼吸困难。上述状况均可因按摩三间穴而获得改善。

（3）对于肩背痛、呼吸困难、口干气喘、热病等病症，长期按压此穴，会有很好的调理保健效果。

▶ **位置**

微握拳，在食指桡侧、第二掌骨小头后凹陷处，在合谷穴前。

▶ **简易取穴法**

将手平放，稍稍侧立，用另一只手轻握，弯曲拇指，用指甲垂直掐按即是该穴。

●三间穴

▶ **手法**

（1）按摩：弯曲拇指，用指甲垂直掐按穴位，每次左右手各掐按1~3分钟。

（2）针刺：一般直刺0.3～0.5寸，局部有麻胀感。

067

第三章 人体十二条经脉详解

合谷穴——行气活血之养生大穴

▶ **主治**

（1）合谷穴为全身反应最大刺激点，可以降低血压、镇静神经、调整功能，开关节而利痹疏风，行气血而通经清瘀。

（2）总治头面各症，除对于牙齿、眼、喉有功效外，对于止喘及疗疮也具有疗效。

（3）长期按压此穴，对治疗反射性头痛、耳鸣、耳聋、鼻炎、扁桃体炎、视物模糊、呼吸困难、肩胛神经痛、痰阻塞、窒息、虚脱、失眠、神经衰弱等病症，会有很好的调理保健效果。

▶ **位置**

在手背拇指、食指伸张时，当第一、二掌骨之中点，稍偏食指处。

▶ **简易取穴法**

一手轻握空拳，弯曲拇指与食指，两指指尖轻触、立拳；以另一手掌轻握拳外，以拇指指腹垂直下压即是该穴。

合谷穴

▶ **手法**

（1）按摩：手掌轻握拳，以拇指指腹垂直按压穴位，每次按压左右手各1~3分钟。

（2）拍打：一手放松、仰掌，另一只手拍打其穴位处。

阳溪穴——通经清瘀之养生大穴

▶ **主治**

（1）阳溪穴有疏通气血、通经清瘀的功能。

（2）对于头痛、耳鸣、耳聋、扁桃体炎、牙齿痛、结膜炎等病症，皆有调理保健的效果。

（3）对于手腕痛、肩臂不举、小儿消化不良等病症，长期按压此穴，会有很好的调理保健效果。

▶ 位置

手掌侧放，跷起拇指，在手腕背侧，腕横纹两筋间凹陷中。

▶ 简易取穴法

将手掌侧放，拇指伸直向上跷起，在腕背桡侧，手腕横纹上侧有一凹陷处，用另一只手轻握手背，弯曲拇指，用指甲垂直下按即是该穴。

阳溪穴

▶ 手法

（1）按摩：用一只手轻握另一只手的手背，弯曲拇指，用指甲垂直掐按穴位，每次左右手各掐按1~3分钟。

（2）刮痧：用面刮法或平面按揉法刮50次。

下廉穴——调理肠胃之养生大穴

▶ 主治

（1）此处穴位能够吸附并聚集天部的浊重之物并使其沉降，可以调理肠胃、通经活络。

（2）能够治疗头痛、眩晕、目痛等病症。

（3）对运动系统疾病具有一定的疗效，如网球肘、肘关节炎、肘臂痛等。

（4）能够治疗消化系统疾病，如腹痛、腹胀、肠鸣音亢进等。

▶ 位置

在前臂背面桡侧，当阳溪与曲池连线上，肘横纹下4寸处。

▶ **简易取穴法**

侧腕屈肘，以手掌按另一手臂，拇指位于肘弯处，小指所在位置即是该穴。

下廉穴

▶ **手法**

（1）按摩：食指与中指并拢，以指腹垂直按压穴位，每次左右臂各1～3分钟。

（2）艾灸：艾条温和灸，灸10～15分钟，每日1次。

曲池穴——清热利肠之养生大穴

▶ **主治**

（1）此穴位是大肠经的经气汇聚深入之处，因此对于大肠功能障碍、肠炎、肚腹绞痛有很好的调理保健效果。

（2）皮肤过敏、奇痒难忍，或是被蚊虫叮咬而红肿之时，需要清热解毒、凉血润燥，按揉曲池穴有一定的效果。

（3）对于结膜炎、眼睑炎、荨麻疹、湿疹、齿槽出血、甲状腺肿等病症，长期按压此穴，会有很好的调理保健效果。

▶ **位置**

屈肘成直角，在肘弯横纹头筋骨间凹陷处。

▶ **简易取穴法**

正坐，轻抬左臂，屈肘，将手肘内弯时用另一手拇指下压此处凹陷处即是该穴。

曲池穴

▶ 手法

（1）按摩：用一只手轻握另一只手的肘下，弯曲拇指以指腹垂直掐按穴位。每次按压，先左手后右手，每日早、晚各按揉1次，每次按揉1～3分钟。

（2）刮痧：面刮法、平面按揉法轻刮30次。

肩髃穴——舒筋通络之养生大穴

▶ 主治

（1）对肩胛关节炎（五十肩）有效果。

（2）对于中风、偏瘫、高血压、多汗症、提物不得、臂细无力等病症，长期按压此穴，会有很好的调理保健效果。

（3）对于瘾疹有很好的治疗作用。

▶ 位置

屈肘抬臂齐肩，肩尖下寸许，肩前呈现凹陷处。

▶ 简易取穴法

正坐，屈肘抬臂，大约与肩同高，以另一只手中指按压肩尖下，肩前呈现凹陷处即是该穴。

肩髃穴

▶ 手法

（1）按摩：中指和食指并拢，以指腹垂直按压穴位，两肩按摩手法相同，每日早、晚左右各按揉1～3分钟。

（2）拔罐：右侧卧，用闪火法将火罐吸拔在穴位上，留罐10分钟。

（3）刮痧：面刮法、平面按揉法轻刮30次。

迎香穴——通窍活络之养生大穴

▶ **主治**

（1）本穴主治鼻证，除鼻腔闭塞、嗅觉减退、鼻疮、鼻内有息肉。

（2）对于颜面神经麻痹、颜面组织炎症、喘息、唇肿痛、颜面痒肿等病症，长期按压此穴，会有很好的调理保健效果。

▶ **位置**

在鼻翼外缘鼻旁0.5寸，法令纹中。

▶ **简易取穴法**

正坐，双手轻握拳，食指中指并拢，中指指尖贴鼻翼两侧，食指之间所在之处即是该穴。

迎香穴

▶ **手法**

（1）按摩：以食指指腹垂直按压，也可用单手拇指与食指弯曲，直接垂直按压穴位。每次按压两次，1～3分钟。

（2）刮痧：面刮法、平面按揉法轻刮30次。

二间穴

▶ **位置**：位于手的食指本节（第二掌指关节）前，桡侧凹陷处。

▶ **主治**：牙痛、咽喉肿痛、目赤痛、食指关节肿痛。

二间穴

▶ **手法**：点按、压揉5～10次。

偏历穴

▶ 位置：屈肘，在前臂背面桡侧，当阳溪与曲池连线上，腕横纹上3寸。

▶ 主治：龋齿、耳聋、面瘫、水肿和手背酸痛等。

▶ 手法：压揉、点按5~10次。

温溜穴

▶ 位置：屈肘，在前臂背面桡侧，当阳溪与曲池连线上，腕横纹上5寸。

▶ 主治：急性腹痛、肠鸣、肩背酸痛、面瘫、面肿。

▶ 手法：按揉5~10次。

温溜穴

上廉穴

上廉穴

▶ 位置：屈肘，在前臂背面桡侧，当阳溪与曲池的连线上，肘横纹下3寸。

▶ 主治：对半身不遂、肩臂酸痛、手臂麻木、腹痛、肠鸣有理疗作用。

▶ 手法：按揉5~10次。

手三里穴

▶ 位置：屈肘，在前臂背面桡侧，当阳溪与曲池的连线上，肘横纹下2寸。

▶ 主治：腹痛、腹泻、上肢不遂，弹拨此穴可消除针刺不当所产生的酸胀感。

▶ 手法：可按揉、推拿5~10次。

手三里穴

肘髎穴

肘髎穴

▶ 位置：在臂外侧，屈肘，曲池上方1寸，当肱骨边缘处。

▶ 主治：肘臂部酸痛、麻木、挛急。

▶ 手法：推拿、按揉5～10次。

手五里穴

▶ 位置：位于臂外侧，当曲池与肩髃连线上，曲池上3寸处。

▶ 主治：肘臂挛痛、瘰疬。

▶ 手法：按揉、推拿5～10次。

臂臑穴

▶ 位置：位于臂外侧，三角肌止点处，当曲池与肩髃的连线上，曲池上7寸。

▶ 主治：目疾，如畏光、焦灼感、重感、红肿疼痛、视力减弱、辨色模糊等，瘰疬，肩臂痛。

▶ 手法：推拿、按揉5～10次。

扶突穴

▶ 位置：在颈外侧部，胃经人迎穴的外侧约二横指，当胸锁乳突肌前、后缘之间，与甲状软骨喉结相平处。

▶ 主治：咳嗽、气喘、咽喉肿痛、暴喑、瘿气、瘰疬。

▶ 手法：中指和食指并拢，以指腹按压此穴，每次1～3分钟。

扶突穴

手阳明大肠经络肺，并与胃经有直接联系，因此，该经主治胃、肠、神经方面病症，以及某些热性病，眼、耳、口、牙、鼻、咽喉等器官及本经脉所过部位之病症。倘若发现自己罹患这类疾病，不妨结合具体穴位，对症治疗。

按摩、针刺扶突穴治疗哮喘

中医认为，肺为气之主，肾为气之根。当哮喘发作时，肺道不能主气，肾虚不能纳气，则气逆于上，而发于喘急。呼吸严重困难时，会出现起床后若不坐着就无法呼吸、咳嗽及咳痰等情况。脾为生化之源，脾虚生痰，痰阻气道，故见喘咳、气短。因此，哮喘是肾、肺、脾三虚之症。

▶ 经络疗法

（1）按摩：扶突穴具有治疗咳嗽、气喘、咽喉肿痛等功能，可以用中指和食指并拢，以点刮法按压此穴，每次1~3分钟。

（2）针刺：直刺0.5 ~ 0.8寸。

按摩、针刺迎香穴治疗鼻出血

鼻出血是临床常见症状之一，多因鼻腔病变引起，也可由全身疾病引起，偶有因鼻腔邻近部位病变出血经鼻腔流出。鼻出血多数发生于鼻中隔前下部，该处由扩张的血管形成血管丛，称为"鼻中隔易出血区"，少数病例出血部位在鼻腔后方或其他部位。鼻出血大多数为一侧性，出血量可以很少，亦可为动脉性大量出血，甚至导致休克。

▶ 经络疗法

（1）按摩：迎香穴在鼻翼外缘中点。对其每日按揉50 ~ 100次。按摩

第三章 人体十二条经脉详解

的时候可以配合巨髎穴，效果更佳。巨髎穴在瞳孔直下，鼻唇沟外侧，与鼻翼下缘相平。按摩时将双手食指指腹放于左右穴位，对称地进行按揉。先迎香穴，后巨髎穴，每穴按揉5分钟，早、晚各按揉1次。还可以把按摩范围扩大，将两手食指或中指的指腹面放在鼻翼的两侧，沿鼻梁向上按揉，可以到两眉之间，向下可以到鼻翼旁。注意按压要适度，最好由轻渐重。这样每日来回摩擦50次，有预防感冒、宣通鼻窍、防止鼻出血的作用。

（2）针刺：斜刺或平刺0.3～0.5寸。

按摩、温灸手三里穴治疗腹泻

腹泻是指排便次数明显超过平日习惯的频率，粪质稀薄，水分增加，每日排便量超过200克，可含未消化食物或脓血、黏液。腹泻常伴有排便的急迫感、肛门不适、失禁等症状。

腹泻不是一种独立的疾病，而是很多疾病的一个共同表现，它同时可伴有呕吐、发热、腹痛、腹胀、黏液便、血便等症状。一般由饮食失调、急性感染、食物中毒所引起。

▶ 经络疗法

（1）按摩：可每日对其按揉、推拿5～10次。

（2）温灸：用温灸方法刺激该穴，陈艾尤佳。

按摩、温灸曲池穴治疗高血压

高血压是指在静息状态下动脉收缩压和/或舒张压增高，常伴有脂肪和糖代谢紊乱以及心、脑、肾和视网膜等器官功能性或器质性改变，以器官重塑为特征的全身性疾病。

▶ 经络疗法

（1）按摩：曲池穴具有主治腹痛、呕吐、癫狂、高血压的功效。可对该穴每日推拿、按揉5～10次。

（2）温灸：可以对曲池穴进行温灸处理，陈艾尤佳，至发热即可。

按摩、针刺商阳穴治疗手指麻木

手指麻木指手指不觉痛痒、麻木不适。轻者指端麻木，重者可延伸至整个手掌及足部、四肢，甚至全身。感觉麻木酸胀、屈伸不利、运动不灵活，像蚂蚁爬一样或有针刺样感觉，部分患者有"袜套"型异常感觉，自觉皮肤变厚，感觉迟钝。多因风湿入络，或气虚兼有湿痰、瘀血阻滞所致。造成手指麻木的原因很多，主要有上肢神经受损、颈椎病、中风、更年期综合征等几种类型。

麻木症属气血的病变，以气血亏虚为本，风寒湿邪及痰、瘀为标。麻木症因虽有多种，而其病机皆为气血不能正常运行流通，以至皮肉经脉失养所致。气血不足、寒气阻滞、血脉不通、气血不能濡养经脉是麻木症的病因、病根。

▶ 经络疗法

（1）按摩：商阳穴可治疗耳聋、齿痛、手指麻木等病症，可对其每日掐揉5～10次。

（2）针刺：浅刺0.1寸或点刺出血。

第三节　足少阳胆经

经络图解

足少阳胆经

　　足少阳胆经上共44个穴位，首穴瞳子髎、末穴足窍阴，其中15个穴位在下肢的外侧面，其他29个穴位则分布在臀、侧胸、侧头部。

▶ 经脉循行路线

　　起于眼睛外侧的瞳子髎穴分为两支：体表一支下行到耳后，再折回上行，经额部至眉上，又向后折至风池穴，沿颈下行至肩上，向下经过腰部，沿腿部外侧下行到第四趾外侧；体内一支从耳后进入体内，向下穿过膈肌，经过肝、胆，交于足厥阴肝经。

▶ 联系脏腑

　　胆、肝。

▶ 功效与主治

　　足少阳胆经主治"胆"方面所发生的病症，本经异常表现为：嘴里发苦，喜嗳气，胸胁痛不能转侧，甚则面部像蒙着灰尘，身体没有脂润光泽，小腿外侧热，如果足少阳部分的气血阻逆，会有厥冷、麻木、酸痛等症。

　　足少阳胆经主治偏头痛、颞痛、眼睛外眦痛、缺盆中肿痛、腋下肿、疟疾、半身不遂、失眠、精神疾病、各骨节酸痛、次趾不好运用。

▶ 疏通方法

　　用按摩、拍打、拔罐、刮痧、艾灸来刺激足少阳胆经上的穴位，可以提升内脏功能和新陈代谢能力，有效治疗偏头痛、肩背痛、感冒、失眠等病症。

第三章　人体十二条经脉详解

食补打通经脉

萝卜炖猪肺

材料：猪肺，白萝卜，杏仁，姜丝，盐，味精，麻油适量。

做法：①猪肺挑除血丝气泡，洗净，切成小块。②白萝卜洗净，切块。杏仁洗净，去皮。③将猪肺、白萝卜、杏仁一同放入砂锅中，注入清水600毫升，加入姜丝，烧开后，挑去浮沫，小火炖1小时，放入盐、味精，淋麻油调匀即可。

穴位详解

瞳子髎穴——活血明目之养生大穴

▶ **主治**

（1）对目赤、肿痛等病症有一定的功效。

（2）对于头痛、三叉神经痛、颜面神经痉挛及麻痹等病症，长期按压此穴，会有很好的调理保健效果。

▶ **位置**

在眼外角外侧约0.5寸处。在眼眶骨外缘凹陷中取之。

▶ **简易取穴法**

端坐，两手屈肘朝上，手肘弯曲，支撑在桌子上，五指朝天，掌心向着自己。以两手拇指置于头部侧边，太阳穴斜下、前方，两手拇指相对用力垂直按压穴位即是该穴。

瞳子髎穴

▶ 手法

（1）按摩：两手的拇指相对用力垂直按揉瞳子髎穴，有酸、胀、痛的感觉。每日早、晚各按揉1次，每次左右各（或双侧同时）按揉1~3分钟。

（2）拍打：四指并拢，用掌拍法拍打20下。

风池穴——醒脑止痛之养生大穴

▶ 主治

（1）本穴能清热醒脑，理发店的工作人员会在剪发、洗头后，为顾客附带按压此穴，有很好的醒脑、明目功效。

（2）对于感冒、头痛、头晕、中风、热病、颈项强痛、眼病、鼻炎、耳鸣、耳聋、咽喉疾患等病症，长期按压此穴，会有很好的调理保健效果。

▶ 位置

在耳后乳突后下缘，即耳后颞颥后，发际凹陷下。

▶ 简易取穴法

正坐，举臂抬肘，肘约与肩同高，屈肘向头，双手置于耳后，掌心向内，指尖朝上，四指轻扶头（耳上）两侧，拇指指腹位置的穴位即是该穴。

风池穴

▶ 手法

（1）按摩：用拇指指腹由下往上按揉穴位，有酸、胀、痛的感觉，重按时鼻腔有酸胀感。每日早、晚各按揉1次，每次左右各（或双侧同时）按揉1~3分钟。

（2）刮痧：用面刮法刮30次左右即可，刮至头皮有发热感为宜。

肩井穴——通经行气之养生大穴

▶ **主治**

（1）五劳七伤、头颈强痛、颈项不得回顾、肩背疼痛等。

（2）对于乳腺炎、功能性子宫出血、神经衰弱等病症，长期按压此穴，会有很好的调理保健效果。

▶ **位置**

在肩上凹陷中，缺盆（大骨前）上1寸半，以中间三指按之，当中指下陷处即是该穴。

▶ **简易取穴法**

正坐，交抱双手，掌心向下，放在肩上，以中间三指放在肩颈交会处，中指指腹所在位置的穴位即是该穴。

肩井穴

▶ **手法**

（1）**按摩**：以中间三指放在肩颈交会处，用中指指腹向下按揉，会有特殊酸麻、胀痛的感觉。每日早、晚各按压1次，每次左右各（或双侧同时）按压1～3分钟。

（2）**拔罐**：选择适宜体位，用闪火法将火罐吸拔在穴位上，留罐30分钟。

环跳穴——通络止痛之养生大穴

▶ **主治**

（1）对腰、背、腿痛，坐骨神经痛等病症有效用。

（2）对于下肢麻痹，腰部、大腿、膝部等处的酸胀疼痛，长期按压此穴，会有很好的调理保健效果。

▶ **位置**

　　侧卧，屈上腿，伸下腿，当股骨大转子高点与骶管裂孔连线的外1/3和内2/3交界点，或并足而立，臀部有凹陷处即是该穴。

▶ **简易取穴法**

自然站立，或侧卧，伸下足，屈上足，同侧手插腿臂上，四指在前，拇指指腹所在位置的穴位即是该穴。

环跳穴

▶ **手法**

　　（1）按摩：同侧手插腿臀上，四指在前，用拇指指腹稍用力按摩。每次左右各按压3～5分钟。先左后右或先按腱侧再按患侧。

　　（2）刮痧：俯卧，用推刮法轻刮60次。

风市穴——舒筋祛湿之养生大穴

▶ **主治**

　　（1）对腿膝酸痛、腰重起坐难等病症有一定的治疗效果。

　　（2）对于下肢神经麻痹、脚气、股外神经炎、遍身瘙痒、半身不遂等病症，长期按压此穴，会有很好的调理保健效果。

▶ **位置**

　　在膝外两筋间，大腿外侧中线上，直立垂手，两手附着大腿外侧，约在中指指尖所点凹陷处。

第三章　人体十二条经脉详解

▶ 简易取穴法

直立，或侧卧，手自然下垂，手掌轻贴在大腿中线，如立正状。中指指腹所在位置的穴位即是该穴。

风市穴

▶ 手法

（1）按摩：以中指指腹垂直下压穴位，有酸、胀、麻等感觉。每次左右各按压1~3分钟。先左后右，或两侧同时按揉。

（2）拔罐：侧卧，用闪火法将火罐吸拔在穴位上，留罐30分钟。

阳陵泉穴——疏泄肝胆之养生大穴

▶ 主治

（1）对抽筋、筋骨僵硬、酸痛有一定的保健效果。

（2）阳陵泉穴是调理习惯性便秘的主要穴位之一。

（3）利肝胆，清湿热，强筋骨，治疗胃溃疡有效果。

（4）对于肝炎、胆石症、肋间神经痛、肩关节痛、膝关节痛、下肢麻木瘫痪等病症，长期按压此穴，会有很好的调理保健效果。

▶ 位置

在膝下1寸外侧尖骨前的凹陷处。

▶ 简易取穴法

正坐，垂足，约成90°，上身稍前俯，用右手手掌轻握左脚膝盖的前下方，四指向内，拇指指腹所在位置的穴位即是该穴。

阳陵泉穴

▶ **手法**

（1）按摩：弯曲拇指，指腹垂直按揉穴位，有酸、胀、痛的感觉。每次左右各按揉1～3分钟，先左后右。

（2）拍打：用拳拍法拍打30次。

足临泣穴——运化气血之养生大穴

▶ **主治**

（1）此穴位对头痛、目外眦痛、目眩、瘰疬、胁肋痛、疟疾、中风偏瘫、痹痛不仁、足跗肿痛、胆经头痛、腰痛、肌肉痉挛、眼疾、结膜炎、神经症等疾病，都有良好的疗效。

（2）经常按摩这个穴位还能治疗女性的乳房疾病，如乳腺炎、乳腺增生、退乳等。

▶ **位置**

在足背外侧，第四趾和小趾跖骨的夹缝中。

▶ **简易取穴法**

正坐，垂足，抬左足跷置于椅子上，伸左手，轻握左脚趾，四指在下，弯曲拇指，用指甲垂直轻轻掐按穴位即是该穴。

足临泣穴

▶ **手法**

（1）按摩：用拇指指腹按揉穴位，有酸、胀、痛的感觉。每次左右各按揉1~3分钟，先左后右。

（2）艾灸：艾条温和灸，灸10～15分钟，隔日1次。

听会穴

▶ **位置**：位于面部，在耳屏切迹的前方，下颌骨髁状突的后缘，张口凹陷处。

▶ **主治**：耳鸣、耳聋、流脓、齿痛、下颌脱臼、口眼㖞斜、面痛、头痛。

▶ **手法**：用拇指或中指指端按揉50～100次。

听会穴

悬厘穴

悬厘穴

▶ **位置**：位于头部的头发处，当头维与曲鬓弧形连线的上3/4与下1/4交点处。

▶ **主治**：偏头痛、面肿、目外眦痛、耳鸣、上齿痛。

▶ **手法**：用拇指指端按揉30～60次。

曲鬓穴

▶ **位置**：位于头部，在耳前鬓角发际后缘垂线与耳尖水平线交点处。

▶ **主治**：偏头痛、颌颊肿、牙关紧闭、呕吐、齿痛、目赤肿痛。

▶ **手法**：拇指指端按揉30～50次。

曲鬓穴

率谷穴

率谷穴

▶ **位置**：位于头部，当耳尖直上入发际1.5寸，角孙直上方。

▶ **主治**：头痛、眩晕、呕吐、小儿惊风等。

▶ **手法**：用拇指指端推擦30～50次。

天冲穴

天冲穴

▶ **位置**：位于头部，当耳根后缘直上入发际2
寸，率谷后0.5寸。

▶ **主治**：头痛、齿龈肿痛、癫痫、惊恐、瘿气。

▶ **手法**：用拇指指端按揉30～50次。

浮白穴

—浮白穴

▶ **位置**：位于头部，当耳后乳突的后上方，
天冲与完骨的弧形连线的上1/3与下2/3交点处。

▶ **主治**：头痛、颈项强痛、耳鸣、耳聋、齿
痛、瘰疬、瘿气、臂痛不举、足痿不行。

▶ **手法**：用拇指指端按揉30～50次。

完骨穴

▶ **位置**：位于头部，耳后乳突的后下方凹陷处。

▶ **主治**：头痛、颈项强痛、颊肿、喉痹、龋齿、
口眼㖞斜、癫痫、疟疾。

▶ **手法**：用拇指指端或螺纹面按揉30～50次。

完骨穴

本神穴

本神穴

▶ **位置**：位于头部，前发际上0.5寸，神庭旁开3
寸，神庭与头维连线的内2/3与外1/3交点处。

▶ **主治**：头痛、目眩、癫痫、小儿惊风、胸胁
痛、半身不遂。

▶ **手法**：双手中指分别在同侧穴位按摩30～60次。

头临泣穴

头临泣穴

▶ 位置：位于头部，当瞳孔直上入前发际0.5寸，神庭与头维连线的中点处。

▶ 主治：头痛、目眩、目赤痛、流泪、目翳、鼻塞、鼻渊、耳聋、小儿惊痫、热病；配阳谷、腕骨、申脉治风眩。

▶ 手法：用拇指指端按揉30～50次。

正营穴

▶ 位置：位于头部，在前发际上2.5寸，头正中线旁2.25寸。

▶ 主治：头痛、头晕、目眩、齿痛；配阳白、太冲、风池治头痛、眩晕、目赤肿痛。

▶ 手法：用拇指指端按揉30～50次。

承灵穴

▶ 位置：位于头部，在前发际上4寸，头正中线旁开2.25寸。

▶ 主治：头晕、目痛、鼻渊、鼻衄、鼻塞、多涕。

▶ 手法：用拇指指端按揉30~50次。

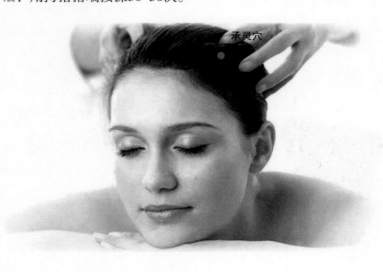
承灵穴

足窍阴穴

▶ **位置**：位于第四趾末节外侧，距趾甲角0.1寸。

▶ **主治**：偏头痛、目眩、目赤肿痛、耳聋、耳鸣、喉痹、胸胁痛、足跗肿痛、多梦、热病。

▶ **手法**：用拇指指甲掐5～10次。

足窍阴穴

常见病对症治疗

足少阳胆经主治胸胁、肝胆病症、热性病、神经系统病症和头侧部、眼、耳、咽喉病症及本经脉所经过部位之病症。倘若发现自己罹患这类疾病，不妨结合具体穴位，对症治疗。

按摩、温灸悬钟穴治疗脚气

脚气，中医称为"脚弱"。因外感湿邪风毒，或饮食厚味所伤，积湿生热，流注腿脚而致病。其症先见腿脚麻木、酸痛、软弱无力，或挛急，或肿胀，或萎枯，或发热，继而入腹攻心、小腹不仁、呕吐不食、心悸、胸闷、气喘、神志恍惚、语言错乱等。治宜宣壅逐湿为主，或兼祛风清热、调血行气等法。

▶ 经络疗法

（1）按摩：悬钟穴具有主治项强、痔疮、脚气的功效，可对其每日按揉30~50次。

（2）温灸：可对悬钟穴进行温灸处理，至发热即可。

第三章 人体十二条经脉详解

089

按摩、温灸肩井穴治疗落枕

落枕或称"失枕"，是一种常见病，好发于青壮年，以冬、春季多见。落枕的常见发病经过是入睡前并无任何症状，晨起后却感到颈背部明显酸痛，颈部活动受限。落枕的病因主要有两个方面：一是感受风寒，如盛夏贪凉，使颈背部气血凝滞，睡眠时受寒，筋络痹阻，以致僵硬疼痛，动作不利。二是肌肉扭伤，如夜间睡眠姿势不良，头颈长时间处于过度偏转的位置；或因睡眠时枕头不合适，使头颈处于过伸或过屈状态，时间较长即可发生静力性损伤，使伤处肌筋强硬不和、气血运行不畅、局部疼痛不适、动作明显受限等。

▶ 经络疗法

（1）按摩：肩井穴具有主治牙痛、滞产、落枕等疾病功效，可对该穴每日按揉30～50次。

（2）温灸：用穴位按摩油，持扶阳罐温灸该穴位，时间为3～5分钟，让罐体的红外线及磁场刺激该穴位即可。

按摩、温灸足窍阴穴治疗胁痛

胁痛是以一侧或两侧胁肋部疼痛为主要表现的病症。胁痛多由肝气郁结、瘀血停着、肝胆湿热、肝阴不足等造成。其病变主要在肝胆。除气滞血瘀、直伤肝胆外，也和脾、胃、肾有关。

胀痛多属气郁，且疼痛呈游走无定；刺痛多属血瘀，而痛有定处；隐痛多属阴虚，其痛绵绵；湿热之胁痛，多疼痛剧烈，且伴有口苦苔黄。

▶ 经络疗法

（1）按摩：足窍阴穴具有主治耳聋、头痛、胁痛的功能。可以对该穴用拇指指甲每日掐按5～10次。

（2）温灸：可以对足窍阴穴直接进行温灸、啄灸或旋灸。

第四节　手少阳三焦经

经络图解

耳和髎
丝竹空
耳门
肩髎
臑会
消泺
清冷渊　天井
四渎
支沟　三阳络
外关　会宗
阳池
中渚
液门
关冲

角孙　颅息
瘈脉　翳风
天牖
天髎　肩髎

手少阳三焦经

简介

手少阳三焦经上共23个穴位，首穴关冲、末穴丝竹空，其中13个穴位在上肢背面，其他10个穴位则分布在颈部、耳翼后缘、眉毛外端。

▶ 经脉循行路线

起于无名指末端的关冲穴，沿着手臂外侧，向上通过肘尖，沿上臂外侧，向上通过肩部，进入体内，在心包处分支。一支往下到达上、中、下三焦；一支从锁骨上窝出体表，绕过耳后，到眉梢，最后止于外侧的丝竹空穴。从太阳穴处还有一分支，到眼角与足少阳胆经相连。

▶ 联系脏腑

三焦、心包、肺。

▶ 功效与主治

手少阳三焦经上的穴位主治"气"方面所发生的病症，本经异常表现为：耳聋、耳鸣、咽峡肿、喉咙痛。

手少阳三焦经主治的脏腑病有：胃脘痛、腹胀、呕恶、嗳气、食不下、黄疸、小便不利、烦心、心痛、失眠；经脉病有：舌本强、股膝内肿、足大趾不用、身体皆重。

▶ 疏通方法

手少阳三焦经是调和脏腑的经脉，平时可以顺着经脉的走向拍打，以强化三焦经，同时还有理气、和胃、散寒的功效，还可以用按摩、拔罐、刮痧、艾灸的方法打通经脉，能治疗偏头痛、手臂痛。

食补打通经脉

扁豆炒豆干

材料：豆腐，黄豆，百合，扁豆，红辣椒，花椒、盐、酱油适量。

做法：①豆腐洗净切长薄片，放入油锅炸1分钟，捞出控油，切小块薄片。②黄豆泡发，放开水中煮熟。③百合清洗干净，放开水中焯一下。④扁豆择洗干净，红辣椒去籽去蒂并洗净切片。油锅置上烧热，放入花椒爆香，加入扁豆翻炒至五成熟，加入盐、酱油、黄豆、百合继续翻炒至熟。最后放入豆腐，翻炒均匀入味即可。

穴位详解

关冲穴——泄热开窍之养生大穴

▶ 主治

（1）对治疗喉炎、口干、头痛、胸中气噎不嗜食、臂肘痛不可举、目生翳膜、视物不明等症状有疗效。

（2）对于结膜炎、耳聋、颊肿、前臂神经痛、五指疼痛、热病等病症，长期按压此穴，有很好的调理保健效果。

▶ 位置

在手部无名指末节尺侧（外侧）端，指甲角旁约0.1寸。

▶ 简易取穴法

关冲穴

正坐，举臂屈肘，掌心朝下，在自己的胸前，用另一只手的四指轻抬四指端，弯曲拇指，以指甲尖掐按无名指指甲旁的穴位即是该穴。

▶ **手法**

（1）按摩：弯曲拇指，以指甲尖掐按无名指指甲旁穴位。每日早、晚各掐按1次，每次左右各掐按1~3分钟，先左后右。

（2）艾灸：艾条温和灸，灸15~20分钟，每日1次。

液门穴——泻火清热之养生大穴

▶ **主治**

（1）具有泻火清热的功能，对头痛、目眩、咽喉肿痛、眼睛赤涩、龋齿等病症有疗效。

（2）对于耳聋、耳鸣、手指肿痛、手臂痛等病症，长期按压此穴，会有很好的调理保健效果。

▶ **位置**

在第四、五掌指关节与指蹼之间的中点处。

▶ **简易取穴法**

液门穴

正坐，伸手屈肘向自己胸前，掌心向下。轻握拳，用另一只手轻扶小指侧的掌心处，弯曲拇指，用指尖或指甲尖垂直掐按穴位即是该穴。

▶ **手法**

（1）按摩：用拇指指尖或指甲尖垂直掐按穴位，有酸胀的感觉。每日早、晚左右各掐按1次，每次1~3分钟，先左后右。

（2）艾灸：艾条温和灸，灸15~20分钟，每日1次。

中渚穴——传递气血之养生大穴

▶ **主治**

（1）能治疗耳聋、耳鸣、头痛、头晕、咽喉痛、失眠等。

（2）对前额痛、太阳穴附近跳痛有止痛的效果。

（3）对于落枕、肩背痛、肋间神经痛、手指不能屈伸等病症，长期按压此穴，会有很好的调理保健效果。

▶ **位置**

在第四、五掌骨小头后方凹陷处，当液门穴后1寸。

▶ **简易取穴法**

正坐，手平伸，内屈，肘向自己胸前，掌心向内，手背向外。将另一只手的拇指置于掌心，另外四指并拢置于掌背，食指指尖置于液门穴处，那么无名指指尖所在位置即是该穴。

中渚穴

▶ **手法**

（1）按摩：轻握拳，将一只手的拇指置掌心，另外四指置掌背，弯曲食指，用指刀（指头侧边）垂直揉穴位，有酸、胀、痛的感觉。每日早、晚各按揉1次，每次左右各按揉1~3分钟，先左后右。

（2）拍打：用掌拍法拍打穴位30次。

阳池穴——生发风气之养生大穴

▶ **主治**

（1）妊娠呕吐。

（2）腕关节及周围软组织风湿等疾病，腕痛无力、肩臂痛不得举。

（3）耳鸣、耳聋、眼睛红肿、咽喉肿痛。

（4）对于糖尿病（消渴）、子宫不正等病症，长期按压此穴，会有很好的调理保健效果。

▶ 位置

在腕背横纹正中凹陷处。

▶ 简易取穴法

阳池穴

正坐，手平伸，屈肘向内，翻掌，掌心向下，用另一只手轻握手腕处，四指在下，拇指在上，弯曲拇指，以指尖垂直按腕背横纹中点穴位即是该穴。

▶ 手法

（1）按摩：弯曲拇指，以指尖垂直按揉腕背横纹中点穴位处，有酸、痛的感觉。每日早、晚各按揉1次，每次左右各按揉1~3分钟，先左后右。

（2）刮痧：面刮法轻刮20次。

支沟穴——通利三焦之养生大穴

▶ 主治

（1）便秘。

（2）对于耳鸣、耳聋、肩臂痛、心绞痛、肋间神经痛、乳汁分泌不足、产后血晕等病症，长期按压此穴，会有很好的调理保健效果。

▶ 位置

在手背侧腕横纹直上3寸，两筋骨间凹陷中。

▶ 简易取穴法

> 正坐，手平伸，屈肘，掌心向自己，肘臂弯曲约成90°，用另一只手轻握手腕下，拇指在内侧，四指弯曲置于同侧，食指指尖在阳池穴上，那么小指指尖所在位置即是该穴。

支沟穴

▶ 手法

（1）按摩：一手轻握另一手的手腕，拇指在内侧，四指在手的外侧，中指指尖垂直下压，按揉穴位，会有酸、痛的感觉。每日早、晚各按揉1次，每次左右各按揉1~3分钟，先左后右。

（2）艾灸：艾条温和灸，灸15~20分钟，每日1次。

天井穴——清热凉血之养生大穴

▶ 主治

（1）能清热凉血，为主治睑板腺炎、淋巴结核的要穴。

（2）对于肘关节及周围软组织疾病，偏头痛，颈、项、肩、背痛，扁桃体炎，荨麻疹等病症，长期按压此穴，会有很好的调理保健效果。

▶ 位置

垂臂微屈肘，在肘尖上1寸凹陷处取之。

▶ 简易取穴法

> 正坐，手平伸，屈肘，前臂垂直地面，掌心向内，用另一只手轻握肘下，四指在下，拇指在上，用中指或食指指尖垂直向上压肘尖下凹陷的穴位即是该穴。

天井穴

▶ **手法**

（1）按摩：用一手轻握另一手肘下，弯曲中指或食指，以指尖垂直向上按摩肘尖下穴位，有酸、胀、麻的感觉。每日早、晚各按压1次，每次左右各按压1~3分钟。

（2）拍打：用掌拍法拍打穴位30次。

颅息穴——通窍聪耳之养生大穴

▶ **主治**

（1）按摩这个穴位，具有通窍聪耳、泄热镇惊的作用。

（2）按摩这个穴位，对头痛、耳鸣、耳痛、耳聋、耳肿流脓、中耳炎、小儿惊痫、呕吐涎沫等症状，具有明显的缓解和治疗作用。

（3）这个穴位还能够治疗呼吸系统的一些疾病，如喘息、哮喘，并对其他如身热、胸胁痛等病症也有调理、改善的作用。

▶ **位置**

在头部，当角孙与翳风之间，沿耳轮连线的上、中1/3的交点处。

▶ **简易取穴法**

站立，将食指和中指并拢，平贴于耳后根处，食指指尖所在位置的穴位即是该穴。

颅息穴

▶ **手法**

（1）按摩：将食指、中指并拢轻轻贴于耳后根处，顺时针按摩1~3分钟，每日早、晚各按揉1次。

（2）艾灸：艾条温和灸，灸10~20分钟，隔日1次。

角孙穴——降浊明目之养生大穴

主治

（1）主治白内障、目生翳膜、齿龈肿痛。

（2）对于咀嚼困难、口腔炎、呕吐等病症，长期按压此穴，会有很好的调理保健效果。

位置

在耳轮上角，发际下缘，即耳轮向耳屏对折时，耳轮上、尖端所指凹陷处，以指按之，口开合时，指下感觉被牵动（开口有孔）。

简易取穴法

正坐，举两手，用拇指指腹由后向前将耳翼折屈，并顺势向上滑向耳翼尖所指之处，两手的中指指尖恰好相连于头顶正中线上，拇指所在位置的穴位即是该穴。

角孙穴

手法

（1）按摩：用拇指指腹按揉穴位，有胀痛的感觉。每日早、晚各按揉1次，每次左右各（或双侧同时）1~3分钟。

（2）艾灸：艾条温和灸，灸15~20分钟，隔日1次。

耳门穴——聪耳降浊之养生大穴

主治

（1）耳流脓汁、重听、耳鸣、耳道炎。

（2）对于下颌关节炎、上牙痛等病症，长期按压此穴，会有很好的调理保健效果。

▶ **位置**

在耳屏上切迹前和耳珠上缺口前，张口凹陷处。

▶ **简易取穴法**

正坐，举双手，指尖朝上，掌心向内，轻扶头，四指放在偏头处。拇指指尖摸至耳珠上缺口前，轻张嘴。拇指指尖垂直按揉凹陷中穴位即是该穴。

耳门穴

▶ **手法**

（1）按摩：拇指指尖垂直按揉耳门穴，有胀痛的感觉。每日早、晚各按揉1次，每次左右两穴各（或双侧同时）按揉1～3分钟。

（2）拍打：用掌拍法拍打穴位30次。

丝竹空穴——明目宁神之养生大穴

▶ **主治**

（1）各种头痛、头晕、目眩。

（2）对眼球充血、视物不明有效。

（3）对于颜面神经麻痹、牙齿疼痛等病症，长期按压此穴，会有很好的调理保健效果。

▶ **位置**

在眉毛外端之凹陷中。

▶ **简易取穴法**

正坐，举双手，四指指尖朝上，掌心向内，拇指指腹向内按两边眉毛外端凹陷之穴位即是该穴。

丝竹空穴

▶ **手法**

（1）按摩：拇指指腹向内按揉两边眉毛外端凹陷之穴位，有酸、胀、痛的感觉。每日早、晚各按揉1次，每次左右各按揉1~3分钟。

（2）艾灸：艾条温和灸，灸10~15分钟，隔日1次。

外关穴

外关穴

▶ **位置**：位于前臂背侧，当阳池与肘尖的连线上，腕背横纹上2寸，尺骨与桡骨之间。

▶ **主治**：热病、头痛、颊痛、耳聋、耳鸣、目赤肿痛、胁痛、肩背痛、肘臂屈伸不利、手指疼痛、手颤。

▶ **手法**：推、掐、按、揉5~10次。

会宗穴

会宗穴

▶ **位置**：位于前臂背侧，当腕背横纹上3寸，支沟尺侧，尺骨的桡侧缘。

▶ **主治**：耳聋、痫症、上肢肌肤痛。

▶ **手法**：推拿、按揉5~10次。

三阳络穴

三阳络穴

▶ **位置**：位于前臂背侧，腕背横纹上4寸，尺骨与桡骨之间。

▶ **主治**：暴喑、耳聋、手臂痛、龋齿痛。

▶ **手法**：推拿、按揉5~10次。

四渎穴

四渎穴

▶ **位置**：位于前臂背侧，当阳池与肘尖的连线上，肘尖下5寸，尺骨与桡骨之间。

▶ **主治**：暴喑、突发性耳聋、齿痛、呼吸气短、咽阻如梗、前臂痛。

▶ **手法**：推拿、按揉5～10次。

翳风穴

翳风穴

▶ **位置**：位于耳垂后方，在乳突与下颌角之间的凹陷处。

▶ **主治**：耳鸣、耳聋、口眼㖞斜、牙关紧闭、颊肿、瘰疬。

▶ **手法**：用中指指端按揉30～50次。

常见病对症治疗

手少阳三焦经主治胸、心、肺、咽喉病症及某些热性病症和本经所经过部位之其他病症。倘若发现自己罹患这类疾病，不妨结合具体穴位，对症治疗。

按摩、针刺角孙穴治疗牙痛

牙痛是指牙齿因各种原因引起的疼痛，为口腔疾病中常见的症状之一，遇冷、热、酸、甜等刺激时牙痛发作或加重，属中医的"牙宣""骨槽风"范畴。多因平素口腔不洁或过食膏粱厚味、胃腑积热、胃火上冲，或风火邪毒侵犯、伤及牙齿，或肾阴亏损、虚火上炎、灼烁牙龈等引起。

▶ **经络疗法**

（1）按摩：角孙穴具有主治牙痛、视物模糊功效。用拇指或中指指端按揉该穴30～50次，或用拇指桡侧向后直推30～50次。

（2）针刺：平刺0.3～0.5寸即可。

按摩、温灸支沟穴治疗便秘

中医认为，便秘主要由燥热内结、气机郁滞、津液不足和脾肾虚寒所引起。常见症状是排便次数明显减少，每2～3天或更长时间排便1次，无规律，粪质干硬，常伴有排便困难现象。

▶ 经络疗法

（1）按摩：支沟穴可以治疗暴喑、便秘等疾病，可对其每日推拿、按揉5～10次。

（2）温灸：可以对支沟穴实施温灸处理，艾炷灸或温针灸3～7壮，艾条温灸5～10分钟。

按摩、温灸会宗穴治疗癫痫

癫痫是大脑神经元突发性异常放电，导致短暂的大脑功能障碍的一种慢性疾病。中医认为，癫痫属痫证。脑为至清至粹至纯之腑，为真气所聚，维系经络，协调内外，以主元神。脑清则神志清明，主持有度。脑为髓海，水谷精微及肾精所藏。清灵之脏腑喜静谧而恶动扰，易虚易实，是故神伤窍闭为其病理基础。清窍被扰，元神失控，神机散乱，则昏仆抽搐；元神失养，脑神乏机，髓海不充，致恍惚不安、目光呆滞等。

▶ 经络疗法

（1）按摩：会宗穴可以治疗耳聋、癫痫等疾病。每日推拿、按揉该穴5～10次。

（2）温灸：可对会宗穴进行温灸处理，艾条温灸5～15分钟。

第五节　足太阳膀胱经

经络图解

足太阳膀胱经

104

足太阳膀胱经上共67个穴位，首穴睛明、末穴至阴，其中49个穴位在头面部、项背部和腰背部，其他18个穴位则分布在下肢后面的正中线上和足的外侧部。

▶ **经脉循行路线**

起于眼睛内侧睛明穴，向上经过头部，到达头顶部的百会穴。从后颈椎分为两支：一支从项部向下，经后背、腰部，再经大腿后侧下行，出走于足外踝后，沿足背外侧缘至小趾外侧端（至阴穴），交于足少阴肾经；另一支进入体内，通过肾脏到达膀胱。

▶ **联系脏腑**

属膀胱，络肾，与心、脑有联系。

▶ **功效与主治**

足太阳膀胱经是十二经脉中最长的经脉，其异常表现为：头重痛，眼睛要脱出，后项像被牵引，脊背痛，腰好像折断，股关节不能弯曲，腘窝好像凝结，腓肠肌像要裂开。还可发生外踝部的麻木、酸痛等症。

足太阳膀胱经主治泌尿生殖系统、神经系统、呼吸系统、循环系统、消化系统的病症及本经所过部位的病症。症见癫痫、头痛、目疾、鼻病、遗尿、小便不利及下肢后侧部位的疼痛等。

▶ **疏通方法**

足太阳膀胱经是一条很长的经脉，经穴又大都在体表，因此当人体受到外邪入侵时，经络穴位就很容易有反应。平时可练八段锦来增强抵抗力。能锻炼到脚内侧腿后侧以及手部、背部的肌肉，有助于疏通膀胱经。

此外还可以配合按摩、拍打、艾灸、拔罐、刮痧等方法刺激足太阳膀胱经上的穴位，达到疏通经脉的作用。

第三章 人体十二条经脉详解

食补打通经脉

墨鱼桃仁汤

材料： 墨鱼1条，桃仁10克，葱、姜、盐适量。

做法： ①墨鱼切成段或墨鱼花；桃仁洗净；葱、姜切碎。②桃仁放入锅中，加适量水煮20分钟。③放入墨鱼、葱、姜，待墨鱼煮熟，加盐调味即可。

穴位详解

睛明穴——明目通窍之养生大穴

▶ **主治**

（1）此穴是主治一切眼病的要穴。

（2）对急慢性结膜炎、眼睛充血红肿、翼状胬肉（翳）、假性近视、轻度近视、散光、老花眼、夜盲症、早期轻度白内障及迎风流泪等病症，都有很好的调理保健作用。

▶ **位置**

在内眼角稍上方凹陷处，鼻梁旁凹陷处。

▶ **简易取穴法**

睛明穴

位于眼部内侧，内眼角稍上方凹陷处。

手法

按摩：用拇指指甲尖轻掐穴位，在骨上轻轻前后刮揉，每次左右各（或双侧同时）刮揉1~3分钟。

眉冲穴——宁神通窍之养生大穴

主治

（1）按摩眉冲穴，具有宁神通窍、止痛通络的作用。

（2）经常按摩眉冲穴，能够有效治疗头痛、眩晕、鼻塞、癫痫等疾病，使症状得到调理和改善。

位置

在头部，攒竹穴直上入发际0.5寸处，神庭穴与曲差穴连线之间。

简易取穴法

双手中指伸直，其他手指弯曲，将中指指腹放于眉毛内侧边缘处，沿直线向上推，指腹入发际，则指尖所在之处即是该穴。

眉冲穴

手法

（1）按摩：以中指指腹按揉穴位，每次左右各1~3分钟。

（2）艾灸：艾条温和灸，灸5~10分钟，隔日1次。

承光穴——清热通窍之养生大穴

主治

（1）按摩这个穴位，具有清热明目、祛风通窍的作用。

（2）按摩这个穴位，对头痛、目眩、鼻塞、热病具有一定的疗效，能够使症状得到改善。

（3）长期按压这个穴位，还能够对面部神经麻痹、角膜白斑、鼻息肉、鼻炎等疾病，起到明显的治疗和调理作用。

▶ **位置**

在头部，当前发际正中直上2.5寸，旁开1.5寸处。

▶ **简易取穴法**

左手四指并拢，拇指跷起，将小指放于前发际正中处，找出食指指腹所在位置，以此为基点；再把左手的中指与食指并拢，中指指腹放于基点处，则食指指尖所在之处即是该穴。依此法找出另一穴位。

承光穴

▶ **手法**

（1）按摩：以食指指腹按压穴位，每次左右各1～3分钟。

（2）拍打：用掌拍法拍打穴位20次。

通天穴——通窍止痛之养生大穴

▶ **主治**

（1）按摩这个穴位，具有清热除湿、通窍止痛的作用。

（2）长期按摩这个穴位，对头痛、眩晕、鼻塞、鼻衄、鼻渊具有明显的治疗作用。

▶ **位置**

在头部，当前发际正中直上4寸，旁开1.5寸处。

▶ **简易取穴法**

> 左手五指并拢，将小指放于前发际正中处，找出拇指指尖所在位置，以此为基点；再把左手的中指与食指并拢，中指指腹放于基点处，则食指指尖所在之处即是该穴。依此法找出另一穴位。

通天穴

▶ **手法**

（1）按摩：两手拇指指腹由下往上按压穴位，每次按揉1～3分钟。

（2）艾灸：艾条温和灸，灸10～20分钟，隔日1次。

天柱穴——通络明目之养生大穴

▶ **主治**

（1）主治后头痛、颈项僵硬、肩背疼痛、鼻塞、嗅觉功能减退等病症。

（2）对于视力衰弱、视神经萎缩、眼底出血等症状，也有很好的调理保健作用。

（3）常按压此穴位还可使脑部轻快，增强记忆力，并且能调整内脏功能。

▶ **位置**

位于后发际正中直上0.5寸，旁开1.3寸，在斜方肌外侧凹陷中。

▶ **简易取穴法**

> 正坐举双手，抬肘，掌心朝前，向着后头部，指尖朝上，将拇指指腹置于后头骨正下方凹处，即大筋外两侧凹陷处，则拇指指腹所在之处即是该穴。

天柱穴

第三章　人体十二条经脉详解

▶ **手法**

（1）按摩：以拇指指腹由下往上轻力按揉，每次左右各（或双侧同时）1～3分钟。

（2）拍打：用掌拍法拍打穴位30次。

风门穴——通利肺气之养生大穴

▶ **主治**

（1）此穴是发热、恶寒、咳嗽、支气管炎等疾病的主治要穴。

（2）能预防感冒，并对头颈痛、胸背痛、荨麻疹、呕逆上气等病症，都有很好的调理保健作用。

（3）用艾草温灸本穴半小时，可止剧烈的哮喘。

（4）背部长满青春痘或痈疮，本穴有很好的调理保健效果。

▶ **位置**

在第二胸椎棘突下，旁开1.5寸处。

▶ **简易取穴法**

正坐，头微向前俯，双手举起，掌心向后，并拢食指、中指，其他手指弯曲，越过肩伸向背部，将中指指腹置于大椎下第二个凹注（第二胸椎与第三胸椎间）的中心，则食指指尖所在之处即是该穴。

风门穴

▶ **手法**

（1）按摩：举手抬肘，用中指指腹按揉穴位，每次左右各（或双侧同时）按揉1～3分钟。

（2）拔罐：俯卧，用闪火法将火罐吸拔在穴位上，留罐10分钟。

（3）刮痧：面刮法轻刮20次。

会阳穴——温阳益气之养生大穴

▶ **主治**

（1）按摩这个穴位，具有发散水湿、温阳益气的作用。

（2）经常按压这个穴位，对泄泻、便血、痔疮、阳痿、带下都有很好的疗效。

（3）配承山穴治疗痔疮；配曲池穴、血海穴，有祛风除湿、活血止痒的作用，能够治疗阴部皮炎、瘙痒症状；配百会穴、长强穴，有升阳固脱的作用，能够治疗脱肛、痔疮等病症。

▶ **位置**

在骶部，尾骨端旁开0.5寸处。

▶ **简易取穴法**

正坐，双手向后，掌心朝向背部，中指伸直，其他手指弯曲，将中指指腹置于尾骨端两旁，则中指指腹所在位置即是该穴。

会阳穴

▶ **手法**

（1）按摩：用中指指腹按揉穴位，每次左右各按揉1～3分钟。

（2）拔罐：俯卧，用闪火法将火罐吸拔在穴位上，留罐20分钟。

承扶穴——润肠活络之养生大穴

▶ 主治

（1）按压承扶穴，具有通便消痔、舒筋活络的作用。

（2）经常按摩这个穴位，能够收紧臀部，对臀部具有减肥作用。

（3）经常按摩这个穴位，对腰腿痛、坐骨神经痛、下肢瘫痪、痔疮、尿闭、便秘、生殖器疼痛等病症，都有很好的调理保健作用。

▶ 位置

在大腿后面，左右臀下臀沟的中点。

▶ 简易取穴法

正坐，将两手掌心朝上，五指并拢，置放在臀部与大腿交接处，则中指所在之处即是该穴。

承扶穴

▶ 手法

（1）按摩：用食指、中指、无名指三指指腹向上按摩，每次左右各（或双侧同时）按摩1~3分钟。

（2）艾灸：艾条温和灸，灸15~20分钟，每日1次。

昆仑穴——散热化气之养生大穴

▶ 主治

对于头痛、项强、目眩、肩痛、腰背痛、坐骨神经痛、关节炎、踝关节及周围软组织疾病、难产胞衣（胎盘）不下、脚气、小儿抽搐等病症，都有很好的调理保健作用。

▶ **位置**

在足外踝后0.5寸，跟骨上凹陷处。

▶ **简易取穴法**

正坐，垂足，将要按摩之脚稍向斜后方移至身体侧边，脚跟抬起。用同侧手，四指在下，掌心朝上扶住脚跟底部。拇指弯曲，指腹置于外脚踝后的凹陷处，则拇指所在位置即是该穴。

昆仑穴

▶ **手法**

（1）按摩：拇指弯曲，用指节由上向下轻轻刮按，每次左右各（或双侧同时）刮按1～3分钟。

（2）拍打：用掌拍法拍打穴位30次。

至阴穴——清火通窍之养生大穴

▶ **主治**

（1）古时为妇女难产的催产穴。

（2）能清心火、泻血热，成为皮肤痛痒的要穴。

（3）对于头痛、目痛、鼻塞、鼻衄、半身不遂、足关节炎等病症，都有很好的调理保健作用。

▶ **位置**

在足小趾端外侧，趾甲根角旁约0.1寸取之。

▶ **简易取穴法**

> 正坐垂足，将要按摩之脚稍向斜后方移至身体侧边。脚跟着地，脚趾斜向外侧跷起。俯身弯腰，同侧手末端四指握脚底，掌心朝上，拇指弯曲，置于足小趾端外侧，趾甲根角旁，则拇指指尖所在之处即是该穴。

至阴穴

▶ **手法**

（1）按摩：拇指弯曲，以指甲垂直下压，掐按穴位，每次左右各（或双侧同时）掐按1~3分钟。

（2）刮痧：用推刮法轻刮20次。

攒竹穴

▶ **位置**：位于面部，眉头陷中，眶上切迹处。

▶ **主治**：眉棱骨痛、目视不明、目赤肿痛、呃逆、腰痛、膈肌痉挛。

▶ **手法**：两手食指或中指螺纹面按于穴位上向内按揉36~66次。

攒竹穴

曲差穴

曲差穴

▶ **位置**：位于头部，当前发际正中直上0.5寸，旁开1.5寸，即神庭与头维连线的内1/3与中1/3交点上。

▶ **主治**：头痛、鼻塞、鼻衄、目视不明。

▶ **手法**：用拇指指端按揉50~100次，或用中指指端叩击30~50次。

络却穴

▶ **位置**：位于头部，当前发际正中直上5.5寸，旁开1.5寸。

▶ **主治**：目视不明、中风偏瘫、癫痫、耳鸣。

▶ **手法**：用拇指指端按揉50~100次，或用中指指端叩击30~50次。

玉枕穴

▶ **位置**：位于后头部，当后发际正中直上2.5寸，旁开1.3寸，平枕外粗隆上缘的凹陷处。

▶ **主治**：头颈痛、目视不明、鼻塞、脚癣。

▶ **手法**：用拇指螺纹面按揉30~50次。

大杼穴

▶ **位置**：位于背部，当第一胸椎棘突下，旁开1.5寸。

▶ **主治**：各种骨病、发热、咳嗽、头痛、鼻塞。

▶ **手法**：按揉30~50次。

肺俞穴

▶ **位置**：位于背部，当第三胸椎棘突下，旁开1.5寸。

▶ **主治**：发热、咳嗽、咯血、盗汗、鼻塞、毛发脱落、痘、疹、疮、癣。

▶ **手法**：按揉30~50次。

厥阴俞穴

厥阴俞穴

▶ **位置**：位于背部，当第四胸椎棘突下，旁开1.5寸。

▶ **主治**：心痛、心悸、咳嗽、胸闷、牙痛。

▶ **手法**：按揉30~50次。

心俞穴

▶ **位置**：位于背部，当第五胸椎棘突下，旁开1.5寸。

▶ **主治**：心痛、心悸、胸闷、气短、咳嗽、吐血、失眠、健忘、癫痫、梦遗、盗汗。

▶ **手法**：按揉30~50次。

心俞穴

膈俞穴

膈俞穴

▶ **位置**：位于背部，第七胸椎棘突下，旁开1.5寸。

▶ **主治**：急性胃脘痛、呃逆、噎膈、便血、咳嗽、气喘、吐血、骨蒸盗汗。

▶ **手法**：按揉30~50次。

肝俞穴

▶ **位置**：位于背部，当第九胸椎棘突下，旁开1.5寸。

▶ **主治**：胁痛、黄疸、目疾、衄血、癫狂、脊背痛。

▶ **手法**：按揉30~50次。

肝俞穴

脾俞穴

脾俞穴

▶ **位置**：位于背部，当第十一胸椎棘突下，旁开1.5寸。

▶ **主治**：腹胀、黄疸、呕吐、泄泻、痢疾、便血、水肿。

▶ **手法**：按揉30~50次。

胃俞穴

胃俞穴

▶ **位置**：位于背部，当第十二胸椎棘突下，旁开1.5寸。

▶ **主治**：胃脘痛、呕吐、腹胀、肠鸣。

▶ **手法**：按揉30~50次。

三焦俞穴

三焦俞穴

▶ **位置**：位于腰部，当第一腰椎棘突下，旁开1.5寸。

▶ **主治**：水肿、小便不利、腹胀、肠鸣、泄泻、痢疾、膝关节无力。

▶ **手法**：按揉30~50次。

肾俞穴

肾俞穴

▶ **位置**：位于腰部，当第二腰椎棘突下，旁开1.5寸。

▶ **主治**：遗尿、小便不利、水肿、遗精、阳痿、月经不调、白带、耳聋、耳鸣、咳嗽、气喘、中风偏瘫、腰痛、骨病。

▶ **手法**：按揉30~50次。

大肠俞穴

大肠俞穴

▶▶ 位置：位于腰部，当第四腰椎棘突下，旁开1.5寸。

▶▶ 主治：腹胀、泄泻、便秘、痔疮出血、腰痛、荨麻疹。

▶▶ 手法：按揉30～50次。

常见病对症治疗

足太阳膀胱经主治泌尿生殖系统、神经精神方面、呼吸系统、循环系统、消化系统病症和热性病及本经脉所经过部位的其他病症。倘若发现自己罹患这类疾病，不妨结合具体穴位，对症治疗。

按摩、针刺攒竹穴治疗夜盲

中医认为，夜盲为主证，称为"高风雀目"。眼睛对弱光敏感度下降，暗适应时间延长，主要表现为白天视觉几乎正常，黄昏时光线渐暗则视物不清。因麻雀等某些鸟类系先天夜盲，故又名"雀目""雀盲""雀目眼"。

先天性夜盲症为一种遗传进行性慢性眼病，多发生于近亲结婚之子女，以10～20岁发病较多，常双眼发病，男性多于女性，一家中可数人同患本病。

▶▶ 经络疗法

（1）按摩：可用两手食指或中指螺纹面，向内按揉36～66次。

（2）针刺：平刺0.3～0.5寸。

按摩、针刺膈俞穴治疗盗汗

盗汗是中医的一个病症名，是以入睡后汗出异常，醒后汗泄即止为特征的一种病症。患者一入睡汗即出，有的入睡至半夜后汗出，有的刚闭上眼睛一会儿即汗出。出的汗量相差悬殊。它一般是由心血不足、阴虚火旺造成的。

轻型盗汗的患者，多数在入睡已深时汗液泄出，出汗量较少，醒后则无汗液再度泄出。中型盗汗的患者，多数入睡后不久汗液即可泄出，醒后汗即止。重型盗汗的患者，入睡后不久或刚闭上眼即将入睡时，即有汗液大量涌出，再入睡可再次汗出。出汗量大，汗液常带有淡咸味，或汗出同时混有汗臭。

▶ 经络疗法

（1）按摩：膈俞穴有着主治呕吐、咳嗽、盗汗的功能，可对其每日按揉30～50次。

（2）针刺：对准膈俞穴，斜刺0.5～0.8寸。

按摩、针刺胃俞穴治疗胃溃疡

溃疡病属于中医的"胃脘痛""肝胃气痛""心痛""吞酸"等范畴。民间多称为"心口痛""胃气痛""胃痛""饥饱痨"等，以反复发作节律性上腹痛为临床特点，常伴有嗳气、反酸、灼热、嘈杂、恶心、呕吐等症状。

▶ 经络疗法

（1）按摩：胃俞穴主治消化不良、肝炎、胃溃疡等疾病，可以按摩该穴30～50次。

（2）针刺：可以斜刺胃俞穴0.5~0.8寸。

第六节　手太阳小肠经

经络图解

肩中俞
肩外俞　乘风
曲垣　　臑俞
天宗　　肩贞

颧髎　听宫
　　　天容
　　天窗

小海

支正

养老
阳谷
腕谷

后溪
前谷
少泽

手太阳小肠经

手太阳小肠经上共19个穴位，首穴少泽、末穴听宫，其中8个穴位在上肢背面的尺侧，其他11个穴位则分布在肩、颈、面部。

▶ 经脉循行路线

起于小指内侧端的少泽穴，沿手背、上肢外侧后缘，过肘部，到肩关节后面，绕肩胛部，到后背脊骨最高点分为两支：体内路线经过心脏、胃到达小肠；体表路线向上走，沿颈部上行到面颊，进入耳中的听宫穴。另一支是从面颊部分出，进入眼角，交于足太阳膀胱经。

▶ 联系脏腑

心脏、小肠。

▶ 功效与主治

手太阳小肠经联系心脏、小肠，促进水分与养分的吸收，因此本经腧穴主治"液"方面所发生的病症，本经异常表现为：咽喉痛、颔下肿不能回顾、肩部痛得像牵引、上臂痛得要折断。

手太阳小肠经主治耳聋、眼睛昏黄、面颊肿及颈部、颔下、肩胛、上臂、前臂的外侧后边痛。

▶ 疏通方法

手太阳小肠经主要分布在手臂到小肠，可以用按摩的方法刺激相关穴位来治疗相应的病症，也可以配合使用拔罐、艾灸、刮痧的方法疏通经络，用八段锦来活络双手上的手太阳小肠经。

食疗打通经脉

胡桃糯米粥

材料：胡桃150克，糯米80克，糖或盐适量。

做法：①胡桃去皮、去膜，加适量清水放入打汁机中打碎成汁。②糯米淘洗干净，放入锅中，加水小火熬成粥，粥熟后加入胡桃汁、糖或盐稍煮片刻即可。

穴位详解

少泽穴——醒神止痛之养生大穴

▶ **主治**

（1）用指甲掐按此穴可缓解喉痛。

（2）具有清热利窍、利咽通乳的功效。

（3）头痛、目翳、咽喉肿痛、乳腺炎、乳汁分泌不足、气短、肋间神经痛、前臂神经痛、颈项神经痛、耳聋、寒热汗不出等症，长期掐按有很好的调理保健作用。

▶ **位置**

在小指尺侧（内侧）距指甲角旁0.1寸处取之。

▶ **简易取穴法**

正坐，轻闭双眼，双手手指交叉，八指指尖朝上，将拇指置于鼻梁旁与内眼角的中点，则拇指指尖所在之处即是该穴。

少泽穴

▶ **手法**

（1）按摩：以另手轻握，弯曲拇指，以指甲尖端垂直下压，轻轻掐按穴位，每次掐按1～3分钟。

（2）艾灸：艾条温和灸，灸15~20分钟，每日1次。

后溪穴——通络活血之养生大穴

▶ 主治

（1）能有效治疗闪腰、腰痛、腰部急性扭伤或慢性劳损等。

（2）对头痛、项颈不得回顾、目赤、耳聋、咽喉肿痛、手指及臂肘痉挛也具有疗效。

（3）对于癔症、肋间神经痛、盗汗、落枕等，在针灸疗病上也有一定的效果。

▶ 位置

微握拳，第五指掌关节后外侧，在手掌感情线的横纹头，赤白肉际处取之。

▶ 简易取穴法

伸臂屈肘向头，上臂与下臂约45°，轻握拳，手掌感情线之尾端在小指下侧边凹起如一火山口状处即是该穴。

后溪穴

▶ 手法

（1）按摩：轻握拳，以一手轻握另一手掌背，弯曲拇指，垂直向着掌心方向下压穴位，每次掐按1～3分钟。

（2）拍打：用掌拍法拍打穴位30次。

阳谷穴——安神活络之养生大穴

▶ 主治

（1）此穴具有明目安神、通经活络的作用。

（2）经常按压此穴，对神经系统的疾病具有一定疗效，如精神病、癫痫、肋间神经痛、尺神经痛等。

（3）经常按压此穴，能够治疗五官科的一些疾病，如神经性耳聋、耳鸣、腮腺炎。

（4）长期按压此穴，对头痛、目眩、热病、腕痛都有缓解作用。

▶ 位置

在手腕尺侧，当尺骨茎突与三角骨之间的凹陷处。

▶ 简易取穴法

屈肘，手背朝上，另一手四指轻托手臂，拇指置于小指侧手腕附近的骨头突出处的前方凹陷处，则拇指所在的穴位即是该穴。

阳谷穴

▶ 手法

（1）按摩：屈肘侧腕，以拇指指腹按压穴位，并做圈状按摩，每次按压1~3分钟。

（2）刮痧：平刮法、平面按揉法轻刮30次。

养老穴——舒筋明目之养生大穴

▶ 主治

（1）对目视不清，肩、背、肘、臂酸痛，呃逆，落枕，腰痛不可转侧等疾病，有很好的调理保健效果。

（2）有舒筋、通络、明目的功效。

▶ 位置

屈肘，掌心向胸，尺骨小骨桡侧缘上方凹陷中。

▶ 简易取穴法

掌心向下，用另一手食指按在尺骨小头的最高点上；然后掌心转向胸部，当手指滑入的骨缝中即是该穴。

养老穴

▶ 手法

（1）按摩：举臂屈肘，掌心朝向颜面，以另一手食指指尖垂直向下按揉穴位，每次左右各按揉1～3分钟。

（2）艾灸：艾条温和灸，灸10～20分钟，隔日1次。

小海穴——润肠补气之养生大穴

▶ 主治

对于肘臂痛，肩、肱、肘、臂诸处肌肉痉挛及尺神经痛、眼睑充血、听觉麻痹、寒热齿龈肿、下腹痛、四肢无力等病症，长期按压此穴，会有很好的调理保健效果。

▶ 位置

在尺骨鹰嘴突起之上端，屈肘半寸凹陷处，即肘内侧，大骨外，去肘端半寸处凹陷中。

▶ 简易取穴法

伸臂屈肘向头，上臂与前臂约成90°。另一只手轻握肘尖，拇指指腹所在的两肩间即是该穴。

小海穴

125

▶▶ 手法

（1）按摩：以拇指指腹垂直触压按揉穴位，每次左右各按揉1~3分钟。

（2）拍打：用掌拍法拍打穴位50次。

天宗穴——活血理气之养生大穴

▶▶ 主治

（1）按压此穴位，具有疏通肩部经络、活血理气的作用。

（2）此处穴位是治疗女性急性乳腺炎、乳腺增生的要穴，按摩此穴位，对于乳房疼痛、乳汁分泌不足、胸痛也有疗效。

（3）按压此穴位，能够治疗肩胛疼痛、肩背部损伤、上肢不能举等局部疾病。

（4）长期按揉此穴位，还对气喘、颊颌肿等病症具有改善作用。

（5）现在临床利用此处穴位治疗肩胛疼痛、肩关节周围炎、慢性支气管炎等。

▶▶ 位置

在肩胛骨冈下窝的中央，或肩胛冈中点下缘，下1寸处。

▶▶ 简易取穴法

以对侧手，由颈下过肩，手伸向肩胛骨处，中指指腹所在的肩胛冈下窝的中央处即是该穴。

天宗穴

▶ **手法**

（1）按摩：以中指指腹按揉，每次先左后右各（或双侧同时）按揉1~3分钟。

（2）拔罐：俯卧，用闪火法将火罐吸拔在穴位上，留罐20分钟。

（3）拍打：用拳拍法拍打穴位20次。

肩中俞穴——活络止痛之养生大穴

▶ **主治**

（1）长期按压此穴，具有解表宣肺的功能。

（2）长期按压此穴，能够有效治疗一些呼吸系统的疾病，如支气管炎、哮喘、咳嗽等。

（3）按摩此处穴位，对视力减退、目视不明、肩背疼痛等症状，具有明显的改善作用。

▶ **位置**

在背部，当胸椎棘突下，旁开3寸。

▶ **简易取穴法**

双手掌心向颜面，沿脖颈处，伸向背部，小指挨着颈项，则中指指腹所在之处即是该穴。

肩中俞穴

▶ **手法**

（1）按摩：以中指指腹按压穴位，每次左右各按揉1~3分钟。

（2）刮痧：平刮法、平面按揉法轻刮30次。

第三章 人体十二条经脉详解

听宫穴——清头聪耳之养生大穴

▶ **主治**

（1）听宫穴主治耳朵以及与听觉有关的疾病，例如耳鸣、耳聋、中耳炎、外耳道炎。《针灸大成》记载："耳聋如物填塞无闻。"

（2）对于面瘫、齿痛、心腹痛等病症，长期按压此穴，会有很好的调理保健效果。

▶ **位置**

在耳屏正中前凹陷处，张口得之。

▶ **简易取穴法**

> 正坐，目视前方，口微张开。举双手，指尖朝上，掌心向前。将拇指指尖置于耳屏前凹陷正中处，则拇指指尖所在之处即是该穴。

听宫穴

▶ **手法**

（1）按摩：用拇指指尖轻轻按揉，每次左右各（或双侧同时）按揉1~3分钟。

（2）艾灸：艾条温和灸，灸10~20分钟，隔日1次。

前谷穴

▶ 位置：位于手尺侧，微握拳，在小指本节前的掌指横纹头赤白肉际。

▶ 主治：手指麻木、发热、头痛、耳鸣、小便短赤。

▶ 手法：点压、按揉5~10次。

腕骨穴

腕骨穴

▶ 位置：位于手掌尺侧，当第五掌骨基底与钩骨之间的凹陷处，赤白肉际。

▶ **主治**：黄疸、消渴、腰腿痛、指挛腕痛、无力握物、头项强痛、耳鸣、目翳。

▶ **手法**：点压、按揉5～10次。

支正穴

支正穴

▶ **位置**：位于前臂背面尺侧，当阳谷与小海的连线上，腕背横纹上5寸。

▶ **主治**：关节松弛无力、肘部酸痛不用、皮肤赘生小疣。

▶ **手法**：点压、按揉5～10次。

肩贞穴

肩贞穴

▶ **位置**：位于肩关节后下方，臂内收时，腋后纹头上1寸（指寸）。

▶ **主治**：肩臂疼痛、瘰疬、耳鸣。

▶ **手法**：以中指指腹轻揉该穴，每次1～3分钟。

常见病对症治疗

手太阳小肠经主治腹部小肠与胸、心、咽喉病症，某些热性病症，神经方面病症和头、面、颈、眼、耳病症及本经脉所经过部位之其他病症。倘若发现自己罹患这类疾病，不妨结合具体穴位，对症治疗。

按摩、针刺腕骨穴治疗黄疸

黄疸，又称"黄胆"，俗称"黄病"，是由于感受湿热疫毒等外邪，导致湿浊阻滞，脾胃肝胆功能失调，胆液不循常道，随血泛溢引起的以目黄、身黄、尿黄为主要临床表现的一种肝胆病症。

▶ 经络疗法

（1）按摩：腕骨穴主治黄疸、耳鸣、疟疾等疾病，可以点按、压揉5～10次。

（2）针刺：直刺0.3～0.5寸。

按摩、针刺颧髎穴治疗口眼㖞斜

口眼㖞斜即面神经麻痹，俗称"面瘫""吊线风"。多数患者往往于清晨洗脸、漱口时突然发现一侧面颊动作不灵、嘴巴㖞斜。病侧面部表情肌完全瘫痪者，病侧前额皱纹消失、眼裂扩大、鼻唇沟平坦、口角下垂，露齿时口角向健侧偏斜。

▶ 经络疗法

（1）按摩：颧髎穴主治口眼㖞斜、牙痛等疾病，可按揉该穴30~50次。

（2）针刺：直刺0.3～0.5寸，斜刺或平刺0.5～1寸。

按摩、针刺听宫穴治疗三叉神经痛

三叉神经痛有时也被称为"脸痛"，是一种发生在面部三叉神经分布区内反复发作的阵发性剧烈神经疼痛疾病。中医认为，三叉神经痛属于"头痛""偏头痛""面痛"等范畴，古医书中有"首风""脑风""头风"等名称记载，如《黄帝内经·素问·风论篇》："首风之状，头面多汗恶风，当先风一日则病甚。"因为巅顶之上，唯风可即，外感风寒之邪，寻经上犯巅顶清窍引起本病，精神因素亦可诱发本病。

▶ 经络疗法

（1）按摩：听宫穴主治头痛、三叉神经痛等疾病，可用拇指指尖对准该穴轻揉，每次1～3分钟。

（2）针刺：直刺该穴1～1.5寸。

第七节　足太阴脾经

经络图解

周荣

胸乡
天溪
食窦

腹哀

大横
腹结

府舍
冲门

箕门

血海

阴陵泉

地机

漏谷

三阴交

商丘

公孙
太白
大都　隐白

足太阴脾经

周荣

大包

131

简介

　　足太阴脾经上共21个穴位，首穴隐白、末穴大包，其中10个穴位在侧胸腹部，其他11个穴位则分布在下肢内侧面。

▶ 经脉循行路线

　　起于脚大趾内侧端的隐白穴，向上经过脚踝的前缘，沿小腿内侧向上，再沿大腿内侧前缘，进入腹部分为两支：体内路线走向脾、胃深处，与手少阴心经交会；体表路线运行到腋下后又分两支，一支止于胸部的大包穴，一支进入体内到达舌部。

▶ 联系脏腑

　　脾、胃和心。

▶ 功效与主治

　　足太阴脾经失调主要与运化功能失调有关。中医认为，脾主运化，为后天之本，对于维持消化功能及将食物化为气血起着重要的作用。

　　足太阴脾经主治腹胀、便溏、下痢、胃脘痛、嗳气、身重无力、舌根强痛、下肢内侧肿胀等。

▶ 疏通方法

　　足太阴脾经的循行路线包括足部、胸部等范围，除了用按摩、拍打来治疗本经病症外，还可以使用刮痧、拔罐、艾灸等方法疏通经络。练习八段锦中的招式可以提升生殖及泌尿系统功能，活络脾经。

食补打通经脉

雪梨豌豆荚炒百合

材料：雪梨1个，鲜百合30克，豌豆荚、南瓜、柠檬少量，盐、鸡精、淀粉适量。

做法：①雪梨、南瓜削皮切片，豌豆荚、鲜百合洗净，柠檬挤汁备用。②各种材料过水后捞出，锅中油烧热，放入翻炒片刻，加盐、鸡精等调味，用淀粉勾芡后起锅即可。

穴位详解

太白穴——健脾利胃之养生大穴

▶ 主治

（1）经常按摩、捶打此处穴位，能够治疗各种脾虚，如乏力、困倦、嗜睡、气短等。

（2）按揉此穴，对胃痛、腹胀、吐泻、痢疾、肠鸣等具有良好的治疗效果。

（3）按揉此处穴位，还能治疗便秘、脚气、痔疮等。

▶ 位置

位于足内侧缘，当第一跖骨小头后下方凹陷处，即脚的内侧缘靠近足大趾处。

▶ 简易取穴法

正坐，把脚抬起，放置于另一大腿上，以另一侧手的拇指按脚的内侧缘靠近足大趾的凹陷处即是该穴。

太白穴

133

第三章 人体十二条经脉详解

▶ **手法**

（1）按摩：以拇指指腹垂直按压穴位，每日早、晚各按1次，每次左右各按1~3分钟。

（2）刮痧：刮法、平面按揉法轻刮30次。

公孙穴——祛痛健脾之养生大穴

▶ **主治**

（1）本穴理脾胃、调冲脉，可治胃痛、腹痛、呕吐、腹泻、痢疾。

（2）本穴还可治疗生理痛、月经不调、食欲减退等病症，以及失眠、狂症等神志病症。

（3）对于胸闷、腹胀，长期按压此穴，会有很好的调理保健效果。

▶ **位置**

在足内侧第一跖骨基底部前下缘，赤白肉际处。

▶ **简易取穴法**

正坐，将左足跷起放在右腿上。将另一侧手的食指与中指并拢，中指位于足内侧大趾的关节后，则食指所在位置即是该穴。

公孙穴

▶ **手法**

（1）按摩：以拇指指尖垂直按揉穴位，每日早、晚各按揉1次，每次按揉左右脚各1~3分钟。

（2）艾灸：艾条温和灸，灸5~10分钟，隔日1次。

三阴交穴——调经止血之养生大穴

▶ **主治**

（1）三阴交穴是妇科主穴，一般主治妇女的疾病，对男女的生殖器疾病、子宫功能性出血、月经不调、经痛、带下、不孕、遗精、遗尿、阳痿等病症都有效果。

（2）对于腹胀、消化不良、食欲减退、肠绞痛、腹泻、失眠、神经衰弱、全身无力、下肢麻痹、神经痛、脚气病等，都有很好的调理保健作用。

（3）本穴对于去头皮屑有很好的效果，这是因为三阴交穴有健脾养血的作用。

▶ **位置**

在脚内踝尖直上3寸（四横指宽），胫骨内侧面的后缘凹陷处。

▶ **简易取穴法**

> 正坐，抬脚置另一腿上，以另一侧手除拇指外的四指并拢伸直，并将小指置于足内踝上缘处，则食指下、踝尖正上方胫骨边缘凹陷处即是该穴。

三阴交穴

▶ **手法**

（1）按摩：以拇指指尖垂直按压穴位，每日早、晚各按揉1次，每次左右脚各按揉1～3分钟。

（2）拔罐：选择适宜体位，用闪火法将火罐吸拔在穴位上，留罐15分钟。

（3）艾灸：艾条温和灸，灸5～10分钟。

阴陵泉穴——健脾化湿之养生大穴

▶ **主治**

（1）阴陵泉穴为脾经经气聚集之穴，五行属水，与水经的肾和膀胱关系密切，能健脾化湿，因此对通利小便（癃闭）、治脐下水肿有效果。

（2）对腹胀、腹绞痛、肠炎痢疾、膝痛等病症有效。

（3）对于尿潴留、尿失禁、尿路感染、月经不调，有很好的调理保健效果。

▶ **位置**

在胫骨内侧髁下缘凹陷处取之。

▶ **简易取穴法**

正坐，将一足跷起，置于另一腿膝上。另一侧手轻握膝下处，拇指指尖所在的膝下内侧凹陷处即是该穴。

阴陵泉穴

▶ **手法**

（1）按摩：另手轻握膝下处，屈曲拇指，以指尖由下往上用力按揉，每日早、晚各按揉1次，每次左右穴位各按揉1～3分钟。

（2）拔罐：选择适宜体位，用闪火法将火罐吸拔在穴位上，留罐15分钟。

血海穴——健脾养血之养生大穴

▶ **主治**

（1）能清血利湿，主治一切血病及月经不调、崩漏（月经过多）、经闭等症。

（2）对荨麻疹、湿疹、丹毒、痈疮、膝痛等，有很好的调理保健作用。

▶ 位置

属足脾经经脉穴道，在膝髌上2寸内侧之赤白肉际。

▶ 简易取穴法

> 正坐，跷左足置于右腿膝上，将右手拇指以外的四指并拢，小指指尖置于膝盖骨内侧的上角，则食指指肚所在位置即是该穴。

血海穴

▶ 手法

（1）按摩：四指在膝上，拇指在膝盖内侧之上方，屈曲拇指，用拇指指尖按揉穴位，每日早、晚各按揉1次，每次左右脚穴位各按压3~5分钟。

（2）艾灸：艾条温和灸，灸10~20分钟，每日1次。

府舍穴——润脾祛燥之养生大穴

▶ 主治

（1）此穴具有润脾燥、生脾气的作用。

（2）经常按揉此穴，能够缓解腹痛、疝气等症状。

▶ 位置

位于下腹部，当脐中下4寸，冲门穴上方0.7寸，距前正中线4寸。

▶ 简易取穴法

> 正坐或仰卧，右手五指并拢，将拇指放于肚脐处，找出肚脐正下方小指边缘之处，以此为基点，再将右手手指向下，拇指放于此点处，则小指边缘之处即是此穴。以此法找出左边的穴位。

府舍穴

手法

（1）按摩：食指、中指两指伸直并拢，其余手指弯曲，以指腹按揉穴位，每日早、晚各1次，每次左右穴位各按压1～3分钟。

（2）刮痧：刮法、平面按揉法轻刮30次。

周荣穴——生发脾气之养生大穴

主治

（1）此处穴位具有止咳平喘、生发脾气的作用。

（2）按揉此穴，对咳嗽、气逆、胸胁胀满具有明显的疗效。

位置

在胸外侧部，当第二肋间隙，距前正中线6寸。

简易取穴法

仰卧或正坐，将右手食指、中指、无名指三指伸直并拢，指尖朝左，将食指放在左胸窝上，锁骨外端下，则无名指所在之处即是该穴。

周荣穴

手法

（1）按摩：食指、中指、无名指三指并拢，以指腹按揉穴位，每日早、晚各按揉1次，每次按揉1～3分钟。

（2）拔罐：仰卧，用闪火法将火罐吸拔在穴位上，留罐20分钟。

大包穴——通络健脾之养生大穴

主治

（1）主治全身疲乏、四肢无力，颇有功效。

（2）对于肺炎、气喘、胸膜炎、胸胁痛等，都有很好的调理保健作用。

▶ **位置**

在腋窝下、腋中线直下6寸处（相当于自己的中指指尖到手腕横纹的长度）。

▶ **简易取穴法**

> 正坐或仰卧，右手五指并拢，指尖朝上，将中指指尖放于左腋窝下中下线处，则手腕横线中点所对之处即是该穴。

大包穴

▶ **手法**

（1）按摩：双手互抱胸前，用中指指尖按揉，每日早、晚各按揉1次，每次按揉1~3分钟。

（2）艾灸：艾条温和灸，灸10~20分钟，每日1次。

隐白穴

▶ **位置**：位于足大趾内侧趾甲角旁0.1寸。

▶ **主治**：月经过多、崩漏、便血、尿血、吐血等慢性出血及癫狂、多梦、烦心善悲、惊风（慢）、腹满、腹胀、暴泄、善呕、心痛、胸满、咳逆、喘息。

隐白穴

▶ **手法**：掐揉10~30次，也可以浅刺0.1寸。

大都穴

▶ **位置**：位于足大趾内侧，第一跖趾关节前下方，赤白肉际处。

▶ **主治**：腹胀、胃痛、食不化、呕吐、腹泻、便秘、热病、无汗、体重肢肿、厥心痛、不得卧、心烦。

▶ **手法**：掐揉10~30次，也可以直刺0.3~0.5寸。

商丘穴

商丘穴

▶▶ **位置**：位于内踝前下方凹陷中，当舟骨结节与内踝尖连线的中点处。

▶▶ **主治**：腹胀、肠鸣、腹泻、便秘、饮食不化、咳嗽、黄疸、怠惰嗜卧、癫狂、小儿癫痫、痔疾、足踝痛。

▶▶ **手法**：按揉10~30次，也可以直刺0.5~0.8寸。

漏谷穴

▶▶ **位置**：位于内踝尖与阴陵泉穴的连线上，内踝尖上6寸，当胫骨内侧面后缘。

▶▶ **主治**：腹胀、肠鸣、偏坠、小便不利、遗精、崩漏、白带、下肢痿痹、腿膝厥冷。

▶▶ **手法**：按揉10~30次，也可以选择直刺1~1.5寸。

漏谷穴

地机穴

地机穴

▶▶ **位置**：位于内踝尖与阴陵泉穴的连线上，阴陵泉穴下3寸。

▶▶ **主治**：痛经、崩漏、月经不调、腹胀、腹痛、食欲减退、腹泻、痢疾、小便不利、水肿。

▶▶ **手法**：按揉10~30次，也可以选择直刺1~1.5寸。

冲门穴

▶▶ **位置**：位于腹股沟外侧，距耻骨联合上缘中点3.5寸，当髂外动脉搏动处的外侧。

▶▶ **主治**：腹痛、疝气、痔痛、小便不利、胎气上冲、崩漏、带下。

▶▶ **手法**：按揉30~50次，也可以选择避开动脉，直刺0.5~1寸。

冲门穴

足太阴脾经主治脾、胃、妇科、前阴病等消化系统、泌尿生殖系统及其他本经脉所经过部位的病症。倘若发现自己罹患这类疾病，不妨结合具体穴位，对症治疗。

按摩、针刺周荣穴治疗咳嗽

咳嗽是人体清除呼吸道内的分泌物或异物的保护性呼吸反射动作。咳嗽的形成和反复发病，常是许多复杂因素综合作用的结果。咳嗽是呼吸系统疾病的主要症状，如咳嗽无痰或痰量很少为干咳，常见于急性咽喉炎、支气管炎的初期；急性骤然发生的咳嗽，多见于支气管内异物；长期慢性咳嗽，多见于慢性支气管炎、肺结核等。

► **经络疗法**

（1）按摩：周荣穴主治咳嗽、胸胁胀痛等疾病，可对该穴按揉30~50次。

（2）针刺：选准周荣穴，斜刺或向外平刺0.5~0.8寸。

按摩、针刺食窦穴治疗胃炎

胃炎是胃黏膜炎症的统称，为常见病，可分为急性和慢性两类。从中医角度来看，慢性胃炎必然伴随脾虚，甚至会导致肾虚，对于只有脾胃虚弱的情况可以使用附子理中汤，祛除湿邪，等脾脏功能恢复起来之后，可以改用小建中汤对胃炎进行治疗。此种治疗方法以补益为主，兼有祛邪，病邪消失之后会感觉身体更加健康。

► **经络疗法**

（1）按摩：食窦穴主治胃炎、肝炎、气管炎等疾病，可对该穴按揉30~50次。

（2）针刺：选准食窦穴，斜刺或向外平刺0.5~0.8寸，深部为肺脏，不可深刺。

按摩、针刺府舍穴治疗疝气

疝气，即人体组织或器官一部分离开了原来的部位，通过人体间隙、缺损或薄弱部位进入另一部位，俗称"小肠串气"。有脐疝、腹股沟直疝、斜疝、切口疝、手术复发疝、白线疝、股疝等。疝气的症状最主要的是在疝气部位，可以看到或摸到肿块。中医认为，导致疝气的根本原因是气血不畅。

▶ 经络疗法

（1）按摩：府舍穴主治腹痛、便秘、疝气等疾病。按揉该穴30~50次。

（2）针刺：选准府舍穴，直刺1~1.5寸。

按摩、针刺冲门穴治疗崩漏

崩漏是指妇女非周期性子宫出血，其发病急骤，暴下如注，大量出血者为"崩"；病势缓，出血量少，淋漓不绝者为"漏"，故临床多以崩漏并称。崩与漏虽出血情况不同，但在发病过程中两者常互相转化，如崩血量渐少，可能转化为漏，漏势发展又可能变为崩。究其发生原因，多由情志抑郁、操劳过度、产后或流产后起居饮食不慎、房事不节等引起冲任二脉功能失调而致。

▶ 经络疗法

（1）按摩：冲门穴主治腹痛、疝气、带下、崩漏疾病，可按揉该穴30~50次。

（2）针刺：避开动脉，直刺0.5~1寸。

第八节　手太阴肺经

经络图解

云门
中府
天府
侠白
尺泽
孔最
列缺
经渠
太渊
鱼际
少商

手太阴肺经

第三章　人体十二条经脉详解

简介

手太阴肺经上共11个穴位，首穴中府、末穴少商，其中2个穴位在前胸上部，其他9个穴位则分布在上肢掌面桡侧。

▶ 经脉循行路线

起于脑，从胸部往下经大肠、肺及咽喉，然后到体表，从肩窝的中府穴，经手臂内侧、肘、腕，运行到手臂末端的少商穴。另有一条分支从手腕延伸到食指，与手阳明大肠经相连。

▶ 联系脏腑

肺、胃、大肠。

▶ 功效与主治

手太阴肺经以肺为中心，肺是人体进行气体交换的场所。中医认为，肺的功能包括了主气、司呼吸、主宣发肃降，通调水道，朝百脉，开窍于鼻，外合皮毛。

手太阴肺经可以治疗胸部满闷、咳嗽、气喘、耳鸣、鼻血、扁桃体发炎、锁骨上窝痛、肩背痛、上肢前边外侧发冷、麻木酸痛等症。此外，对皮肤瘙痒也有一定的疗效。

▶ 疏通方法

按摩、拍打、刮痧、拔罐、艾灸都可以刺激手太阴肺经上的穴位，起到打通经脉、加强肺功能的作用。

呼吸系统障碍、患有气喘的人应该练习八段锦。通过练习可以放松手臂、肩、背，活络手太阴肺经。

手太阴肺经不通畅会影响体内废弃物的排出，出现皮肤瘙痒的症状。可以采用拍打法疏通经络。一手四指并拢，由轻到重施力，从肩膀向手臂沿着经络线的方向拍打。

食补打通经脉

杏仁雪梨汤

材料：杏仁10克，雪梨1个，蜂蜜、枸杞适量。

做法：雪梨洗净去核，切成小块，与杏仁、蜂蜜、枸杞一起放入锅中，再加适量水，煮半小时，取汁代茶饮。

穴位详解

中府穴——肃降肺气之养生大穴

▶ **主治**

（1）《针灸大成》记载："中府穴主腹胀，四肢肿，食不下，喘气胸满，肩背痛，呕秽，呃逆上气，肺气急，肺寒热，胸悚悚，胆热呕逆，嗑唾浊涕，风汗出，皮痛面肿，少气不得卧，伤寒胸中热，飞尸遁注，瘿瘤。"

（2）中府穴还可以泻除胸中及体内的烦热，是治疗支气管炎及气喘的保健要穴。

（3）对于扁桃体炎、胸肌疼痛、头面五官疾病等症也有保健效果。

（4）对于支气管炎、肺炎、咳嗽、气喘、胸肺胀满、胸痛、肩背痛等病症，也具有很好的调理保健效果。

▶ **位置**

在胸前壁外上方，前正中线旁开6寸，平第一肋间隙处。

▶ **简易取穴法**

正坐或仰卧，将右手三指（食指、中指、无名指）并拢，放在胸窝上，中指指腹所在的锁骨外端下即是该穴。

中府穴

▶ **手法**

（1）按摩：右手食指、中指、无名指三指并拢，向外顺时针按揉左胸中府穴，再用左手以同样方式逆时针按揉右胸中府穴，各1～3分钟。

（2）艾灸：艾条温和灸，灸10～20分钟，每日1次。

尺泽穴——清肺补肾之养生大穴

▶ **主治**

（1）此穴对无名腹痛有一定的效果。

（2）主治咳嗽、咯血、肺炎、支气管炎、咽喉肿痛。

（3）尺泽穴是最好的补肾穴，通过降肺气而补肾。最适合上实下虚的人，高血压患者多是这种体质。肝火旺，肺亦不虚，脾气大，但很能克制自己不发火（金克木）的人常会感到胸中堵闷，喘不上气来。此时可点揉肺经的尺泽穴。尺，此字在此不指尺寸，而是暗指肾脏（中医诊脉讲"寸、关、尺"。而"尺"正是肾脉之反应处）；泽，是雨露，引申为灌溉。由此可知，此穴有补肾之意。

（4）对于肘臂肿痛、皮肤痒、过敏等病症，长期按压此穴，会有很好的调理保健效果。

▶ **位置**

位于手臂肘部，取穴时先将手臂上举，在手臂内侧中央处有肌腱，腱的外侧即是此穴（或在肘横纹中，肱二头肌腱桡侧凹陷处）。

▶ **简易取穴法**

伸臂向前，仰掌，掌心朝上。微微弯曲约35°。以另一手手掌由上向下轻托肘部。弯曲拇指，指腹所在的肘窝中一大凹陷处即是该穴。

尺泽穴

（1）按摩：弯曲拇指，以指腹按压尺泽穴，每次左右手各按压1～3分钟。

（2）刮痧：可由上向下重刮尺泽穴30次。

孔最穴——调理肺气之养生大穴

▶ 主治

（1）能治疗大肠炎及痔疮。

（2）对热病、头痛、咯血、手指关节炎、咳嗽、嘶哑失声、咽喉痛等病症，都有很好的调理保健作用。

（3）还可治疗支气管炎、支气管哮喘、肺结核、肺炎、扁桃体炎、肋间神经痛等。

▶ 位置

在尺泽穴下5寸处。手臂前伸，手掌向上，从肘横纹（尺泽穴）直对腕横纹，脉搏跳动处（太渊穴）下行5寸处。

▶ 简易取穴法

手臂向前，仰掌向上，以另一手握住手臂中段处。用拇指指甲垂直下压即是该穴。左右各有一穴。

孔最穴

▶ 手法

（1）按摩：用拇指指甲垂直下压按揉，先按左臂穴位，再按右臂，每次各按揉1～3分钟。

（2）艾灸：艾条温和灸，灸15~20分钟，每日1次或隔日1次。

第三章 人体十二条经脉详解

太渊穴——止咳化痰之养生大穴

▶ **主治**

（1）能够治疗气不足、无脉症。

（2）对流行性感冒、咳嗽、支气管炎、气喘、胸痛、咽喉肿痛等具有良好的疗效。

（3）对于腕关节及周围软组织疾病、肋间神经痛等病症，长期按压此穴，会有很好的调理保健效果。

▶ **位置**

仰掌，腕横纹之桡侧，拇指立起时，有大筋竖起，筋内侧凹陷处即是该穴。取此穴位时应让患者采用正坐、伸臂仰掌的取穴姿势。太渊穴位于人体的手腕部位，手腕横纹上，拇指根部。

▶ **简易取穴法**

以一只手的手掌轻握另一只手的手背，弯曲拇指，拇指指腹及指甲尖垂直下按之处即是该穴。

太渊穴

▶ **手法**

（1）按摩：弯曲拇指，以拇指指腹及指甲尖垂直轻轻掐按，每次掐按左右各1~3分钟。

（2）拍打：一只手放松、仰掌，另一只手拍打其掌根处。

鱼际穴——解表宣肺之养生大穴

▶ **主治**

（1）古籍有"鱼际主治谵歌失音"的记载，在调理声带疾病、失音上有很好的效果。

（2）对于头痛、眩晕，神经性心悸，胃出血，咽喉炎、咳嗽，汗不出，腹痛，风寒等病症，长期按压此穴，会有很好的调理保健效果。

▶ **位置**

仰掌，在第一掌骨中点之桡侧赤白肉际处。

▶ **简易取穴法**

以一只手的手掌轻握另一只手的手背，弯曲拇指，以指甲尖垂直下按第一掌骨侧中点的赤白肉际即是该穴。

鱼际穴

▶ **手法**

（1）按摩：弯曲拇指，以指甲尖垂直轻轻掐按，每次左右手各掐揉1~3分钟。

（2）艾灸：艾条温和灸，灸15~20分钟，每日1次或隔日1次。

少商穴——清肺止痛之养生大穴

▶ **主治**

（1）流行性感冒、腮腺炎、扁桃体炎或是小儿惊风、喉部急性肿胀、呃逆，都可以用少商穴来调治。

（2）可开窍通郁，古籍记载其对治疗小儿食滞吐泻、唇焦、小儿慢性肠炎颇具功效，能够散邪清热。

（3）昏厥、癫狂、拇指痉挛时，按压少商穴可以舒缓症状。

▶ **位置**

在拇指桡侧，距指甲角约0.1寸。

▶ **简易取穴法**

将拇指伸出，以另一手的食指、中指两指轻握，再将另一只手的拇指弯曲，以指甲尖垂直掐按即是该穴。

少商穴

手法

（1）按摩：一只手的拇指弯曲，以指甲尖垂直掐按，每次轻轻掐按左右手各1~3分钟。

（2）艾灸：艾条温和灸，灸15~20分钟，每日1次。

云门穴

▶ 位置：位于胸外侧部，肩胛骨喙突上方，锁骨下窝凹陷处，距前正中线6寸。

▶ 主治：咳嗽、气喘、胸痛、肩背痛、胸中烦闷。

▶ 手法：按揉30 ~ 50次。

云门穴

天府穴

天府穴

▶ 位置：位于臂内侧面，肱二头肌桡侧缘，腋前纹头下3寸处。

▶ 主治：气喘、鼻衄、瘿气。

▶ 手法：按揉30 ~ 50次。

侠白穴

▶ 位置：在臂内侧面，肱二头肌桡侧缘，腋前纹头下4寸，或肘横纹上5寸处。

▶ 主治：咳嗽、气喘、干呕。

▶ 手法：按揉30 ~ 50次。

侠白穴

列缺穴

▶ 位置：位于前臂桡侧缘，桡骨茎突上方，腕横纹上1.5寸，当肱桡肌与拇长展肌肌腱之间。

▶ **主治**：伤风、头痛、项强、咳嗽、气喘、咽喉肿痛、口眼㖞斜、齿痛。

▶ **手法**：掐按30～50次。

经渠穴

▶ **位置**：位于前臂掌面桡侧，桡骨茎突与桡动脉之间凹陷处，腕横纹上1寸。

▶ **主治**：咳嗽、气喘、胸痛、咽喉肿痛、手腕痛。

▶ **手法**：点揉30～50次，避开桡动脉。

常见病对症治疗

手太阴肺经主治咳、喘、咯血、咽喉痛等肺系疾病及经脉循行部位的其他病症。倘若发现自己罹患这类疾病，不妨结合具体穴位，对症治疗。

按摩、针刺中府穴治疗喉痹

喉痹指因外邪侵袭、壅遏肺系、邪滞于咽，或脏腑虚损、咽喉失养，或虚火上灼所致的以咽部红肿疼痛，或干燥、异物感、咽痒不适等为主要临床表现的咽部疾病。

喉痹的发生，常因气候急剧变化、起居不慎、风邪侵袭、肺卫失固或外邪不解、壅盛传里、肺胃郁热或温热病后、久病劳伤、脏腑虚损、咽喉失养、虚火上烁咽部所致。

▶ **经络疗法**

（1）按摩：中府穴主治喉痹、腹胀等疾病，可对其按揉30～50次。

（2）针刺：向外斜刺或平刺0.5～0.8寸，不可向内深刺，以免伤及肺脏。

按摩、针刺云门穴治疗肩痛

肩痛主要痛点在肩关节周围者称"肩关节周围炎"，简称"肩周炎"，俗称"凝肩""漏风肩"或"冻结肩"。起病多因肩关节周围组织如肌腱、滑囊等受凉、外伤、感染所致。其主要症状为颈肩持续疼痛，患侧上肢抬高、旋转、前后摆动受限，遇风遇冷感觉有沉重隐痛。

本病多见于50岁左右的中年人，青年人与老年人也偶有发生。疼痛特点是胳膊一动就痛，不动不痛或稍痛，梳头、穿衣、提物、举高都有困难。发作严重时可疼痛难忍，彻夜不眠。

▶ 经络疗法

（1）按摩：云门穴主治肩痛、气喘等疾病，可对该穴按揉30~50次。

（2）针刺：平刺或向外斜刺0.5~0.8寸，不可直刺。

按摩、针刺太渊穴治疗咯血

咯血是指气管、支气管或肺实质出血，血液经咳嗽由口腔咯出的一种症状。咯血既是一个独立的证候，又是多种疾病中的一个症状，它由情绪、运动、气候、病情等多种因素所致。

▶ 经络疗法

（1）按摩：太渊穴主治咯血、胸痛等多种疾病，可对该穴按揉3~5次。

（2）针刺：避开桡动脉，直刺0.2~0.3寸。

按摩、针刺尺泽穴治疗潮热

潮热是指发病按时而至，如潮水按时来潮一样，故称为"潮热"。一般而言，潮热汗出是更年期特征性症状。现代医学认为是内分泌和自主神经功能障碍所致。中医认为，本病多是阴虚内热、肝阳上亢、津液亏耗而导致的。

▶ 经络疗法

（1）按摩：尺泽穴主治潮热、吐泻等疾病，可点按、点揉该穴5～10次。

（2）针刺：直刺该穴0.8~1.2寸。

按摩、针刺少商穴治疗咽喉肿痛

咽喉肿痛是口咽和喉咽部病变的主要症状，以咽喉部红肿疼痛、吞咽不适为主要特征。咽接食管，通于胃；喉接气管，通于肺。如外感风热之邪熏灼肺系，或肺、胃二经郁热上壅而致咽喉肿痛，属实热证；如肾阴不能上润咽喉，虚火上炎，亦可致咽喉肿痛，属阴虚证。

▶ 经络疗法

（1）按摩：少商穴主治咽喉肿痛、发热等疾病，点按该穴约15次。

（2）针刺：浅刺0.1寸，或以三棱针点刺出血。

第九节　足厥阴肝经

经络图解

期门
章门
急脉
阴廉
足五里
阴包
阴包
曲泉
膝关
中都
中都
蠡沟
中封
太冲
行间
大敦

足厥阴肝经

足阙阴肝经上共14个穴位，首穴大敦、末穴期门，2个穴位在胸腹部，其他12个穴位则分布在腿根以下。

▶ 经脉循行路线

起于脚大趾外侧的大敦穴，沿脚背内侧向上，上行小腿内侧，沿大腿内侧中线，到达腹部，从乳房下方的期门穴进入体内的肝脏后分为两支：一支经过胆、横膈穿过胸部，沿喉咙，向上进入鼻咽部，连接眼睛，向上到达头顶与督脉交会；另一支从肝到肺，连接手太阴肺经。

▶ 联系脏腑

属肝，络胆，与肺、胃、肾有联系。

▶ 功效与主治

足厥阴肝经负责血液循环，主治"肝"方面所发生的病症，本经异常表现为：腰痛、不好前俯后仰，男人可出现小肠疝气，女人可出现小腹肿胀，严重的则咽喉干，面部像有灰尘，没有血色。

足厥阴肝经主治胸闷、恶心、呕吐、泄泻、小肠疝气、下腹痛、遗尿、小便不利、癃闭、头痛、内踝肿痛。

▶ 疏通方法

沿足厥阴肝经走向拍打、按摩可以疏通经络，有效治疗头痛、晕眩、月经不调、腹痛。

同时，艾灸、拔罐、刮痧也能够刺激经络上的穴位，治疗本经异常变动带来的病症。

练习八段锦能打通全身经络，加强内脏功能。

第三章　人体十二条经脉详解

食补打通经脉

生姜花椒粥

材料：黑米100克，花椒10克，生姜2片，盐适量。

做法：①将黑米洗净，加水800毫升，烧开。②将花椒和生姜一起放入，慢火煮成粥，下盐调味即可。分两次服用。

穴位详解

大敦穴——疏肝理血之养生大穴

▶ **主治**

（1）对疝气引起的女子阴肿痛、男子痛引小腹等病症有疗效。

（2）本穴为小便不禁的要穴。

（3）为小儿疳积、妇女血崩（大出血）的要穴。

（4）对于子宫脱垂、月经过多、睾丸炎等病症，长期按压此穴，会有很好的调理保健效果。

▶ **位置**

在拇趾外侧，趾甲角旁约0.1寸处。

▶ **简易取穴法**

正坐垂足，屈曲左膝，抬左足置于椅子上，用左手轻握左脚趾，四指在下，弯曲拇指，以指甲尖垂直掐按穴位即是该穴。

大敦穴

▶ 手法

（1）按摩：用拇指指腹按揉穴位，有酸、胀、痛的感觉。每次左右各按揉1～3分钟，先左后右。

（2）艾灸：艾条温和灸，灸15～20分钟，每日1次。

太冲穴——平肝通络之养生大穴

▶ 主治

（1）本穴为针灸学上重要的四关穴，主血，治肝痛、气虚、脸色苍白、小便不利、大便难等。

（2）有平肝、理血、通络之效果，主治头痛、眩晕、高血压、失眠、肝炎。

（3）对于月经不调、子宫出血、乳腺炎、淋病、便秘等病症，长期按压此穴，会有很好的调理保健效果。

▶ 位置

在第一、二趾缝上1.5寸凹陷处。

▶ 简易取穴法

正坐，垂足，屈左膝，举脚置椅子上，臀前，举左手，手掌朝下置于脚背，弯曲中指，中指指尖所在的位置即是该穴。

太冲穴

▶ 手法

（1）按摩：以食指和中指指尖垂直由下往上按揉，有特殊胀、酸、疼痛的感觉。每次左右各按揉1～3分钟，先左后右。

（2）拍打：用掌拍法拍打脚面30次。

曲泉穴——清利湿热之养生大穴

▶ **主治**

经常按摩这个穴位，对月经不调、痛经、白带、阴挺、阴痒、产后腹痛、遗精、阳痿、疝气、小便不利、头痛、目眩、膝髌肿痛、下肢痿痹等病症，具有明显的疗效。

▶ **位置**

在膝内侧。屈膝，当膝关节内侧端，股骨内侧髁的后缘，半腱肌、半膜肌止端的前缘凹陷处。

▶ **简易取穴法**

> 屈膝，正坐，手掌置于腿的外侧，拇指置于膝盖上，四指并拢置于膝内侧横端凹陷处，中指指尖所在位置即是该穴。

曲泉穴

▶ **手法**

（1）按摩：四指并拢由下往上按揉，有特殊胀、酸、疼痛的感觉。每次左右各按揉3～5分钟，先左后右，或两侧同时按揉。

（2）刮痧：俯卧，用平刮法轻刮40次。

阴廉穴——通利下焦之养生大穴

▶ **主治**

（1）经常按摩此穴位，有调经止带、通利下焦的作用。

（2）按摩这个穴位可以治疗泌尿生殖系统的疾病，对月经不调、白带、阴部瘙痒、阴肿、疝痛等症，有改善、调理、保健作用。

（3）长期按摩此穴位，对小腹疼痛、腰腿疼痛、下肢痉挛等疾病具有明显疗效。

▶ **位置**

在大腿内侧，当气冲穴直下2寸，大腿根部，耻骨结节的下方，长收肌外缘。

▶ **简易取穴法**

正立，两手叉着腿部，掌心向着腿，四指并拢平贴于小腹部，小指刚好在腿根部，拇指位于腿外侧，无名指指尖所在位置即是该穴。

阴廉穴

▶ **手法**

（1）按摩：四指并拢由下往上按揉，有特殊胀、酸、疼痛的感觉。每次左右各按揉3～5分钟，先左后右，或两侧同时按揉。

（2）拍打：用掌拍法拍打40次。

章门穴——利肝健脾之养生大穴

▶ **主治**

（1）本穴为五脏精气之会穴，有疏肝行气之疗效，对心胸郁闷、胃痉挛、肝气瘀结、胸胁疼痛也有疗效。

（2）对于肝脾肿大、肝炎、肠炎、泄泻、腹胀、呕吐等病症，长期按压此穴，会有很好的调理保健效果。

▶ **位置**

当第十一肋游离端下方。

▶ **简易取穴法**

> 　正坐或仰卧，两手掌心向下，指尖朝下，放在双乳下，肋骨上。拇指、食指直下掌根处，形状像一条鱼一样肉厚处所按穴位即是该穴。

章门穴

▶ **手法**

（1）按摩：用拇指、食指直下掌根处，在形状像一条鱼一样肉厚处按揉穴位，有胀痛的感觉。每次左右各（或双侧同时）按揉1～3分钟。

（2）拔罐：仰卧，用闪火法将火罐吸拔在穴位上，留罐30分钟。

期门穴——疏肝理气之养生大穴

▶ **主治**

（1）有疏肝、利气、化积通瘀之效果，主治肋间神经痛、肝炎、肝大、胆囊炎、胸胁胀满。

（2）对于腹胀、呕吐、乳痈等病症，长期按压此穴，会有很好的调理保健效果。

▶ **位置**

在乳头直下第六肋间隙中，前正中线旁开4寸。

▶ **简易取穴法**

> 　正坐，举双手，掌心向下，指尖相对，放在双乳下、肋骨上，拇指、食指直下掌根处的大鱼际所按穴位即是该穴。

期门穴

▶ **手法**

（1）按摩：用拇指、食指直下掌根处，在形状像大鸡腿一样肉厚处按揉穴位，有胀痛的感觉。每次左右各（或双侧同时）按揉3～5分钟。

（2）拔罐：仰卧，用闪火法将火罐吸拔在穴位上，留罐30分钟。

行间穴

▶ 位置：位于足背，当第一、第二趾间，趾蹼缘的后方赤白肉际处。

▶ 主治：目赤肿痛、青盲、失眠、癫痫、月经不调、痛经、崩漏、带下、小便不利、尿痛。

行间穴

▶ 手法：点按10～30次。

中封穴

中封穴

▶ 位置：位于足背侧，商丘与解溪连线之间，胫骨前肌腱的内侧凹陷处。

▶ 主治：疝气、腹痛、遗精、小便不利。

▶ 手法：按揉10～30次。

蠡沟穴

▶ 位置：位于小腿内侧，当足内踝尖上5寸，胫骨内侧面中央。

▶ 主治：外阴瘙痒、阳强、月经不调、带下、小便不利、疝气、足肿疼痛。

▶ 手法：按揉10～30次。

蠡沟穴

中都穴

▶ 位置：位于小腿内侧，当内踝尖上7寸，胫骨内侧面的中央。

▶ 主治：两胁痛、腹胀、腹痛、泄泻、恶露不尽、疝气。

▶ 手法：按揉10～30次。

膝关穴

▶ 位置：位于足小腿内侧，当胫骨内上髁的后下方，阴陵泉穴后1寸，腓肠肌内侧头的上部。

▶ 主治：膝部肿痛、下肢痿痹、咽喉肿痛。

▶ 手法：按揉10～30次。

阴包穴

▶ 位置：位于大腿内侧，当股骨内上髁上4寸，股内肌与缝匠肌之间。

▶ 主治：腰骶及小腹痛、小便不利、遗尿、月经不调。

▶ 手法：按揉10～30次。

阴包穴

足五里穴

足五里穴

▶ 位置：位于大腿内侧，当气冲直下3寸，大腿根部，耻骨结节的下方，长收肌的外缘。

▶ 主治：小腹胀痛、小便不利、阴挺、睾丸肿痛、瘰疬。

▶ 手法：按揉10～30次。

急脉穴

▶ **位置**：位于耻骨结节外侧，气冲穴外下方，腹股沟股动脉搏动处，前正中线旁开2.5寸。

▶ **主治**：疝气、腹痛、外阴肿痛、阴茎痛、阴挺、阴痒。

▶ **手法**：按揉30~50次。

常见病对症治疗

　　足厥阴肝经主治泌尿生殖系统病症、神经系统病症、肝胆病症、眼病及本经脉所经过部位之其他病症。倘若发现自己罹患这类疾病，不妨结合具体穴位，对症治疗。

按摩、针刺阴廉穴治疗带下

　　以带下量多，或色、质、气味发生异常为主要表现的妇科常见病症，临床以白带、黄带、赤白带为多见。妇女阴道中流出黏腻液体因颜色不同，而有白带、赤带、赤白带、黄带、青带、黑带、五色带之别。它们多由阴道炎、宫颈糜烂、宫颈炎或盆腔炎引起。

▶ **经络疗法**

　　（1）按摩：阴廉穴主治带下、月经不调等疾病，可对该穴按揉30~50次。

　　（2）针刺：直刺0.8~1寸。

按摩、温灸太冲穴治疗遗尿

　　遗尿包括两种情况：一则指遗尿病，即俗称的尿床；二则指遗尿症，即不仅是将尿液排泄在床上，同时也在非睡眠状态或清醒时将尿液排泄在衣物或其他不宜排放的地方。研究发现，尿床仅仅是神经系统发育不成熟或神经功能不协调所致。

第三章 人体十二条经脉详解

163

▶ 经络疗法

（1）按摩：太冲穴主治遗尿、眩晕等疾病，可针对该穴按揉10～50次。

（2）温灸：可对太冲穴实施温灸。

按摩、温灸中封穴治疗小便不利

小便数量减少、排尿困难或小便完全闭塞不通称为"小便不利"。小便不利一般由阴虚、发热、大汗、吐泻、失血等原因导致。

中医分型论治，因肺气失宣、脾虚不运、肾关不利、三焦决渎失常等导致水湿失运而小便不利者，治宜宣通肺气、健运脾胃、温补肾元、疏通三焦，方用生脉散加桔梗、实脾饮、八味丸、疏凿饮子等；因阴虚、发热、大汗、吐泻、失血等导致化源不足而小便不利者，适宜滋阴养血为主，不宜渗利，方用增液汤、人参养荣汤、十全大补汤等；因肺热气壅、热结膀胱、气机郁滞、瘀腐阻塞水道、肾元虚衰、转胞等导致尿蓄膀胱而小便不利者，可分别采用清肺、泄热、理气、化瘀、温肾、渗利等法。

▶ 经络疗法

（1）按摩：中封穴主治遗精、腹痛、小便不利等疾病，可对该穴按揉10～30次。

（2）温灸：可对中封穴进行温灸，约10分钟即可。

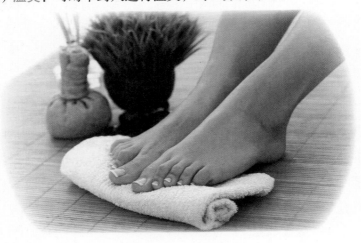

第十节　手厥阴心包经

经络图解

天池　天泉

曲泽

郄门　间使
　　　内关

大陵
劳宫

中冲

手厥阴心包经

165

简介

手厥阴心包经上共9个穴位，首穴天池末、穴中冲，其中8个穴位在上肢掌面，其他1个穴位则分布在前胸上部。

▶ 经脉循行路线

起于胸中，分为两支：一支贯穿横膈，经过胸部；另一支从乳房外侧的天池穴出体表，到达两肋部，在腋下3寸的部位向上至腋窝下，通过手腕进入手，止于中指的中冲穴。在手指根部还有一分支从掌中分出，出无名指与手少阳三焦经相接。

▶ 联系脏腑

心包、胃。

▶ 功效与主治

手厥阴心包经多血少气，气血物质的运行变化是由气态向液态的散热冷降变化。手厥阴心包经发生病变会出现掌心热、肘臂屈伸困难、腋下肿、胸胁胀闷、心痛、心烦、面红、目黄、嬉笑无常等症状。

手厥阴心包经腧穴主治"脉"（心主血脉）方面所发生的病症，如心胸烦闷、心痛、心悸、心律不齐、心脏病、失眠、盗汗、胃痛。

▶ 疏通方法

当人感到焦虑不安时，说明手厥阴心包经出现问题，这时可用手有规律地拍打本经上的穴位。此法可以治疗心悸、精神不稳、胃痛。同时，用按摩、刮痧、拔罐、艾灸等方法刺激本经上的穴位，可以很好地治疗心血管方面的疾病。

此外还可以练习八段锦舒张筋骨，锻炼手厥阴心包经起到养生保健的作用。

食补打通经脉

芹菜爆香菇

材料：芹菜，香菇，盐、醋、味精、淀粉、酱油适量。

做法：①芹菜择去叶根，洗净，剖开切成约2厘米的长节，用盐拌约10分钟，再用清水清洗，沥干待用。②香菇切片。③醋、味精、淀粉混合后装入碗里，加水约50毫升兑成汁待用。④炒锅置武火上烧热后，倒入油30毫升，待油热至无泡沫、冒青烟时，即可下入芹菜，煸炒3分钟后，投入香菇片迅速炒匀，再加入酱油炒约1分钟后，淋入芡汁速炒起锅即可。

穴位详解

曲泽穴——清热除烦之养生大穴

▶ 主治

（1）心痛、善惊、身热、烦渴口干、风疹、肘臂手腕处不自主地抖动。

（2）本穴通于心，可清烦热，对于心神昏乱、心悸、中暑有效。

（3）对于胃痛、呕吐、泄泻（急性肠胃炎）等病症，长期按压此穴，会有很好的调理保健效果。

▶ 位置

仰掌屈肘，在肘横纹、肱二头肌腱尺侧凹陷中。

▶ 简易取穴法

正坐，伸肘掌心向上，微屈约45°，以另一只手轻握肘尖，四指在外，弯曲拇指，用指尖垂直按压穴位即是该穴。

曲泽穴

▶ **手法**

（1）按摩：用拇指指尖垂直按压穴位，有酸、胀、痛的感觉。每日早、晚左右各按压1次，每次1～3分钟。

（2）拍打：用掌拍法拍打穴位30次。

内关穴——宁神止痛之养生大穴

▶ **主治**

（1）心、胸、胃部诸不适。

（2）有强心定喘，治心脏衰弱、心痛、心悸、胸闷等病症的功能。

（3）对于偏头痛、胃痛、膈肌痉挛、呕吐、癫痫、热病、晕厥等病症，长期按压此穴，会有很好的调理保健效果。

▶ **位置**

位于腕横纹上2寸，掌长肌腱与桡侧腕屈肌腱之间（两筋间）取之。

▶ **简易取穴法**

将右手三个手指头并拢，无名指放在左手腕横纹上，这时右手食指与左手手腕交叉点的中点，就是内关穴。

内关穴

▶ **手法**

（1）按摩：用拇指指尖或指甲尖垂直掐按穴位，有特别酸、胀、微痛的感觉。每日早、晚左右各掐按1～3分钟，先左后右。

（2）艾灸：艾条温和灸，灸15～20分钟，每日1次。

大陵穴——清心合胃之养生大穴

▶ **主治**

（1）本穴有清心降火的功效。

（2）主治失眠、心胸痛、心悸、神志病等，效果颇佳。

（3）对于呕吐、胃痛（胃炎）、扁桃体炎、头痛、肋间神经痛、腕关节及周围软组织疾病等病症，长期按压此穴，会有很好的调理保健效果。

▶ **位置**

仰掌，在腕横纹正中，两筋之间。

▶ **简易取穴法**

正坐，手平伸，掌心向上，轻握拳，用另一只手握手腕处，四指在外，弯曲拇指，以指尖或指甲尖垂直掐按穴位即是该穴。

大陵穴

▶ **手法**

（1）按摩：用拇指指尖或指甲尖垂直掐按穴位，有刺痛的感觉。每日早、晚左右各掐按1次，每次1～3分钟，先左后右。

（2）刮痧：用面刮法轻刮20次。

劳宫穴——镇静安神之养生大穴

▶ **主治**

（1）本穴对治各种瘙痒效果较好，尤其是手掌痒，比如鹅掌风等。

（2）对于中风昏迷、中暑、心绞痛、呕吐、口疮、口臭、癔症手掌多汗症、手指麻木等病症，长期按压此穴，会有很好的调理保健效果。

▶ **位置**

在第二、三掌骨之间，掌心横纹中，握拳时，当中指指尖所点之处。

▶ **简易取穴法**

手平伸，微屈约45°，掌心向上，轻握掌，屈向掌心，中指所对应的掌心的位置即是该穴。

劳宫穴

▶ **手法**

（1）按摩：正坐，手平伸，掌心向上。以另一只手轻握，四指置手背，弯曲拇指，用指甲尖垂直掐按。每日早、晚左右各掐按1次，每次1～3分钟，先左后右。

（2）拍打：用掌拍法拍打穴位30次。

天池穴

▶ **位置**：位于胸部，当第四肋间隙，乳头外1寸，前正中线旁开5寸。

▶ **主治**：胸闷、心烦、咳嗽、气喘、胸痛、腋下肿痛、瘰疬、疟疾、乳痈。

天池穴

▶ **手法**：用拇指按压，每次1～2分钟，以产生酸胀感为限；也可以斜刺或平刺0.5～0.8寸；可灸。

天泉穴

▶ **位置**：位于臂内侧，当腋前纹头下2寸，肱二头肌的长短头之间。

▶ **主治**：心痛、胸胁胀满、咳嗽、胸背及上臂内侧痛。

▶ **手法**：掐揉、点按5～10次；刺灸法直刺0.5～0.8寸；可灸。

郄门穴

▶ **位置**：位于前臂掌侧，当曲泽与大陵的连线上，腕横纹上5寸。

▶ **主治**：心痛、心悸、胸痛、心烦、咯血、呕血、衄血、疔疮、癫疾。

▶ **手法**：掐揉、点压5～10次；直刺0.5～1寸；可灸。

间使穴

▶ **位置**：位于前臂掌侧，当曲泽与大陵的连线上，腕横纹上3寸，掌长肌肌腱与桡侧腕屈肌肌腱之间。

▶ **主治**：心痛、心悸、胃痛、呕吐、热病、烦躁、疟症、癫狂、痫症、腋肿、肘挛、臂痛。

▶ **手法**：掐按、点压5～10次；直刺0.5～1寸；可灸。

中冲穴

▶ **位置**：位于手中指末节尖端中央。

▶ **主治**：中风昏迷、舌强不语、中暑、昏厥、小儿惊风、热病、舌下肿痛；配内关、水沟治小儿惊风、中暑、中风昏迷等；配金津、玉液、廉泉治舌强不语、舌本肿痛。

▶ **手法**：掐点、按揉5～10次；浅刺0.1寸，或用三棱针点刺出血。

常见病对症治疗

手厥阴心包经穴位众多，功能各异，掌握其位置与功效，对维护健康、疾病治疗不无裨益。倘若发现自己罹患这类疾病，不妨结合具体穴位，对症治疗。

按摩、针刺天池穴治疗胸闷

胸闷是一种主观感觉，表现为呼吸费力或气不够用。轻者若无其事，重者则觉得难受，似乎被石头压住胸腔，甚至发生呼吸困难。胸闷可能是身体器官的功能性表现，也可能是人体发生疾病的最早症状之一。胸闷分为功能性、器质性两种类型，它由生理、心理、病理等因素所致。

▶ 经络疗法

（1）按摩：天池穴主治胸闷、心烦等多种疾病，可用拇指按压此穴，以酸感为宜，每次1~2分钟。

（2）针刺：斜刺或平刺0.5~0.8寸。本穴正当胸腔，内为心、肺，不宜深刺。

按摩、温灸内关穴治疗偏瘫

偏瘫，俗称"半身不遂"，是指一侧上下肢、面肌和舌肌下部的运动障碍，它是急性脑血管病的一个常见症状。按照严重程度，本病大致分为轻瘫、不完全性瘫痪和全瘫三种类型。偏瘫的出现主要是大脑半球皮质运动中枢受损的缘故。

▶ 经络疗法

（1）按摩：内关穴主治偏瘫、癫痫等疾病，可对该穴进行推拿、按揉5~10次。

（2）温灸：可以对内关穴实施温灸处理，约10分钟为宜。

按摩、针刺中冲穴治疗昏厥

昏厥是一种突发性、短暂性、一过性的意识丧失，系由一时性、广泛性的脑缺血、缺氧引起且在短时间内能够自然恢复的状态。昏厥的产生可因心输出量的明显减少或心脏瞬时停搏，周围血管阻力下降，局部脑供血不足所致。

▶ 经络疗法

（1）按摩：中冲穴主治昏迷、昏厥等疾病，可对该穴掐点、按揉5~10次。

（2）针刺：浅刺0.1寸，或用三棱针点刺出血。

第十一节　足少阴肾经

经络图解

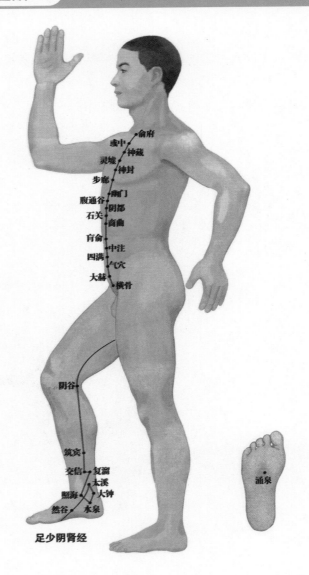

俞府
彧中　神藏
灵墟　神封
步廊
　　幽门
腹通谷　阴都
石关　商曲
肓俞　中注
四满　气穴
大赫　横骨

阴谷

筑宾
交信　复溜
　　太溪
照海　大钟
然谷　水泉

足少阴肾经

涌泉

足少阴肾经上共27个穴位，首穴涌泉、末穴俞府，其中10个穴位在下肢内侧，其他17个穴位则分布在胸腹部前正中线的两侧。

▶ **经脉循行路线**

起于足小趾下面，从足心的涌泉穴，经内踝后缘，向上沿小腿内侧的至阴穴分为两支：体表路线沿肚脐往上到锁骨的俞府穴；体内路线从腹腔内，穿过肾上行肝和横膈，进入肺，到达心脏，最后交于手厥阴心包经。

▶ **联系脏腑**

肝、肺、肾、膀胱。

▶ **功效与主治**

足少阴肾经异常变动表现为下列病症：饥饿而不想进食，面色黯黑如漆炭，咳嗽有痰带血，喘息气急，坐下站起来则两眼昏花、视物不清，如饥饿感；肾气虚，易发生恐惧，心慌得好像有人要来追捕。还可发生骨部的气血阻逆，见厥冷、麻木、酸痛等症。

足少阴肾经主治妇科、前阴、肾、肺、咽喉病症，如月经不调、阴挺、遗精、小便不利、水肿、便秘、泄泻，以及经脉循行部位的病变。

▶ **疏通方法**

善用按摩、拍打、拔罐、艾灸、刮痧等方法刺激足少阴肾经上的穴位，发挥养生保健作用。例如，沿足少阴肾经走向拍打，对遗精、月经不调、腰痛有很好的疗效。

食补打通经脉

山药栗子煲猪肚

材料：猪肚1个，山药350克，栗子50克，姜、葱花、红椒、料酒、盐适量。

做法：①山药洗净、去皮，切小块；栗子去皮。②猪肚用盐搓洗数遍后，洗净切条，加入姜、料酒和水，煲煮。③煲至八成熟后，放入山药、栗子煲熟，加葱花、红椒、盐调味即可。

穴位详解

涌泉穴——益肾清热之养生大穴

▶ **主治**

（1）本穴有益肾、清热、开郁之功效，因而被列入回阳九针之一。

（2）古籍中有涌泉穴"治腰痛、大便难"的记载。

（3）咽喉肿痛、头痛、目眩、失眠、小便不利、休克、中暑、中风、高血压、癫痫、女子不孕、月经不调、阴痒、阴挺等，常掐按此穴，会有很好的调理保健效果。

▶ **位置**

在足心、屈足时呈凹陷处，约足掌前1/3与后3/2交点处取之。

▶ **简易取穴法**

正坐，跷一足于另一膝上，脚掌朝上，用另一只手轻握，四指置于足背，弯曲拇指按压处即是该穴。

涌泉穴

▶ 手法

（1）按摩：以拇指指腹由下往上推按，每日早、晚左右各推按1~3分钟。

（2）刮痧：推刮法轻刮20次。

太溪穴——补肾益气之养生大穴

▶ 主治

（1）有益肾、清热、健腰膝、调节内脏之效果，主治肾炎、膀胱炎、月经不调、遗尿、遗精、神经衰弱、腰痛、足底痛等病症。

（2）用刮按法按摩此穴，对治疗男性前列腺疾病及妇女子宫疾病有疗效。

（3）对于咽喉肿痛、耳鸣、失眠、脱发等，常按揉此穴，会有很好的调理保健效果。

▶ 位置

垂足取穴，在内踝高点与跟腱之间凹陷中取之，约内踝后0.5寸处。

▶ 简易取穴法

正坐，抬一足置于另一足膝盖上，用另一只手轻握，四指置放脚背，弯曲拇指按压即是该穴。

太溪穴

▶ 手法

（1）按摩：以拇指指腹由上向下刮该穴，每日早、晚左右各刮1~3分钟。

（2）艾灸：艾条温和灸，灸15~20分钟，每日1次。

复溜穴——清湿调肾之养生大穴

▶ **主治**

（1）古籍中记载复溜穴对"治腰脊内引痛，不得俯仰起坐，视力不清，善怒多言"有功效。

（2）本穴能调肾气、清湿热，主治肾炎、睾丸炎、功能性子宫出血、尿路感染、白带过多。

（3）对于腹胀、泄泻、水肿、盗汗、热汗不出、脚气、腰痛等，常按揉此穴，会有很好的调理保健效果。

▶ **位置**

在太溪穴（内踝后陷凹处）直上2寸，跟腱前缘外取之。

▶ **简易取穴法**

> 垂足，将一足抬起，跷放另一足膝盖上。再以另一手轻握，四指放脚背，拇指指腹所压之处即是该穴。

复溜穴

▶ **手法**

（1）按摩：用拇指指腹由下往上推按该穴，每日早、晚左右各推按1~3分钟。

（2）拍打：用掌拍法拍打穴位30次。

筑宾穴——清热泻火之养生大穴

▶ **主治**

（1）筑宾穴为针灸经络之穴道中最有效的排毒穴，是治疗药物中毒、吗啡中毒及其他诸毒的要穴。

（2）治疗比目鱼肌痉挛、足跟内痛。

（3）对于癫痫、精神分裂症、阳痿等，长期按压此穴，能有很好的调理保健效果。

▶ 位置

是足肾经经脉的穴道，在太溪穴（内踝后凹陷中）上5寸许，胫骨内缘后约1.2寸。

▶ 简易取穴法

正坐，垂足，将一足抬起，跷放另一足膝盖上。再以另一手轻握，四指放脚背，拇指指腹所压之处即是该穴。

筑宾穴

▶ 手法

（1）按摩：用拇指指腹由下往上推按该穴，每日早、晚左右各推按1～3分钟。

（2）艾灸：艾条温和灸，灸15～20分钟，每日1次。

横骨穴——清热润燥之养生大穴

▶ 主治

（1）此穴位具有清热润燥的作用。

（2）经常按摩这个穴位，可以治疗阴部疼痛、小腹疼痛、遗精、阳痿、遗尿、小便不通、疝气等疾病。

▶ 位置

在下腹部，当脐下5寸，耻骨联合上际，前正中线旁开0.5寸。

▶ **简易取穴法**

站立，将一手掌放于腹部，掌心朝内，拇指刚好位于肚脐眼，再以小指头为起点向下一个拇指的位置即是该穴。

横骨穴

▶ **手法**

（1）按摩：用双手的四指指头轻压揉摸该穴，每日早、晚各按1~3分钟。

（2）拍打：用掌拍法拍打穴位30次。

气穴——补益冲任之养生大穴

▶ **主治**

（1）按摩此穴位，具有补益冲任的作用。

（2）长期按摩此穴位，能够有效治疗月经不调、白带、小便不通、泄泻、痢疾、腰脊痛、阳痿、腰部疼痛等疾病，它是人体足少阴肾经上的重要穴位。

▶ **位置**

在下腹部，脐下3寸，前正中线旁开0.5寸。

▶ **简易取穴法**

站立，将一手掌的四指并拢，拇指收起，放于腹部，掌心朝内，食指刚好位于肚脐眼，小指所处的位置即是该穴。

气穴

▶ **手法**

（1）按摩：用双手的四指指头轻压揉摸该穴，每日早、晚各按1~3

分钟。

（2）拔罐：仰卧，用闪火法将火罐吸拔在穴位上，留罐30分钟。

盲俞穴——散热止痛之养生大穴

▶ 主治

（1）古籍记载盲俞穴有"治大腹寒疝，大便干燥，腹中切痛"的功效。

（2）主治胃痉挛、习惯性便秘、肠炎等。

（3）对于痛经、子宫痛、睾丸炎、眼球充血及角膜炎等，长期按压此穴，会有很好的调理保健效果。

▶ 位置

脐旁左右各0.5寸处。

▶ 简易取穴法

正坐或仰卧，举两手掌心向下，以中指指尖垂直下按脐旁穴位即是该穴。

盲俞穴

▶ 手法

（1）按摩：深吸气，让腹部下陷，用中指指尖稍用力按揉，有热痛的感觉。每日早、晚左右各（或双侧同时）按揉1～3分钟。

（2）刮痧：推刮法轻刮30次。

神封穴——降浊升清之养生大穴

▶ 主治

（1）这个穴位具有降浊升清的作用。

（2）长期按摩这个穴位，对咳嗽、气喘、胸胁支满、呕吐、不思饮食、乳痈等疾病，具有良好的治疗效果。

（3）配阳陵泉穴、支沟穴，治疗胸胁胀痛；配肺俞穴、太渊穴，有宣肺理气、止咳平喘的作用，能够治疗咳嗽。

▶ **位置**

在胸部，当第四肋间隙，前正中线旁开2寸处。

▶ **简易取穴法**

将四指并拢，掌心朝内，放置于胸部边缘，中指所在的位置即是该穴。

神封穴

▶ **手法**

（1）按摩：双手的四指并拢，轻按胸部边缘的神封穴，一按一放，持续1～3分钟。

（2）拔罐：仰卧，用闪火法将火罐吸拔在穴位上，留罐30分钟。

然谷穴

然谷穴

▶ **位置**：位于足内侧缘，足舟骨粗隆下方，赤白肉际。

▶ **主治**：月经不调、阴挺、阴痒、白浊、遗精、阳痿、小便不利、泄泻、胸胁胀痛、咯血、小儿脐风、口噤不开、消渴、黄疸、下肢痿痹、足跗痛。

▶ **手法**：按摩10～30次；针刺法直刺0.5～0.8寸；可温灸。

182

图解人体常见经络和穴位

大钟穴

大钟穴

▶ **位置**：位于足内侧，内踝后下方，当跟腱附着部的内侧前方凹陷处。

▶ **主治**：咯血、气喘、腰脊强痛、痴呆、嗜卧、足跟痛、二便不利、月经不调。

▶ **手法**：捏揉10~30次；直刺0.3~0.5寸；可灸。

水泉穴

▶ **位置**：位于足内侧，内踝后下方，当太溪直下1寸，跟骨结节内侧凹陷处。

▶ **主治**：月经不调、痛经、阴挺、小便不利、头昏目花、腹痛。

▶ **手法**：捏揉10~30次；直刺0.3~0.5寸；可灸。

水泉穴

照海穴

照海穴

▶ **位置**：位于足内侧，内踝尖下方凹陷处。

▶ **主治**：咽喉干燥、痫症、失眠、嗜卧、惊恐不宁、目赤肿痛、月经不调、痛经、白带、阴挺、阴痒、疝气、便频数、不寐、脚气。

▶ **手法**：按摩10~30次；直刺0.5~0.8寸；可灸。

交信穴

▶ **位置**：位于小腿内侧，太溪直上2寸，复溜前0.5寸，胫骨内侧缘的后方。

▶ 主治：月经不调、崩漏、阴挺、泄泻、大便难、睾丸肿痛、五淋、疝气、阴痒、泻痢赤白、膝股内侧痛。

▶ 手法：按揉10～30次；直刺0.5～1寸；可灸。

阴谷穴

▶ 位置：位于腘窝内侧，屈膝时，当半腱肌肌腱与半膜肌肌腱之间。

▶ 主治：阳痿、疝痛、月经不调、崩漏、小便难、阴痛、癫狂、膝股内侧痛。

▶ 手法：直刺0.8～1.2寸。

大赫穴

▶ 位置：位于下腹部，当脐中下4寸，前正中线旁开0.5寸。

▶ 主治：阴痛、子宫脱垂、遗精、带下、月经不调、痛经、不孕、泄泻。

▶ 手法：直刺0.8～1.2寸；可灸。

四满穴

▶ 位置：位于下腹部，当脐中下2寸，前正中线旁开0.5寸。

▶ 主治：月经不调、崩漏、带下、不孕、产后恶露不净、小腹痛、遗精、遗尿、疝气、便秘、水肿。

▶ **手法**：直刺0.8～1.2寸；可灸。

中注穴

▶ **位置**：位于下腹部，当脐中下1寸，前正中线旁开0.5寸。

▶ **主治**：月经不调、腰腹疼痛、大便燥结、泄泻、痢疾。

▶ **手法**：直刺0.8～1.2寸；可灸。

商曲穴

▶ **位置**：位于上腹部，当脐中上2寸，前正中线旁开0.5寸。

▶ **主治**：腹痛、泄泻、便秘、腹中积聚。

▶ **手法**：直刺0.5～0.8寸；可灸。

石关穴

▶ **位置**：位于上腹部，当脐中上3寸，前正中线旁开0.5寸。

▶ **主治**：呕吐、腹痛、便秘、产后腹痛、不孕。

▶ **手法**：直刺0.5～0.8寸；可灸。

阴都穴

阴都穴

▶ **位置**：位于上腹部，当脐中上4寸，前正中线旁开0.5寸。

▶ **主治**：腹胀、肠鸣、腹痛、便秘、不孕、胸胁满、疟疾。

▶ **手法**：直刺0.5～0.8寸；可灸。

常见病对症治疗

足少阴肾经主治泌尿生殖系统、神经精神方面病症，呼吸系统、消化系统和循环系统某些病症，以及本经脉所经过部位的其他病症。倘若发现自己罹患这类疾病，不妨结合具体穴位，对症治疗。

按摩、针刺俞府穴治疗肺气肿

肺气肿是指终末细支气管远端（呼吸细支气管、肺泡管、肺泡囊和肺泡）的气道弹性减退，过度膨胀、充气和肺容积增大或同时伴有气道壁破坏的病理状态。中医认为，肺气肿治疗原则有二：一是宣肺平喘、消痰止咳、通气活血、散结复弹以治标；二是温阳固本、整体调节、增强机体适应性以治本。

▶ **经络疗法**

（1）按摩：俞府穴主治肺气肿、咳嗽等疾病，可选准该穴，按揉30～50次。

（2）针刺：斜刺或平刺0.5～0.8寸。

按摩、针刺复溜穴治疗水肿

水肿指各种原因导致体内水液运行障碍，水湿停留，泛溢肌肤，引起头面部、四肢，甚至全身水肿的病症。中医认为，水肿有虚证、实证之分。实证多由外邪侵袭、气化失常所致；虚证则是脾肾阳虚、不能运化水湿的结果。

▶ 经络疗法

（1）按摩：复溜穴主治水肿、盗汗等疾病，可选准该穴按揉10～30次。

（2）针刺：选准复溜穴，直刺0.8~1寸。

按摩、针刺交信穴治疗子宫下垂

妇女阴中有物突出，如菌如芝，或挺出数寸谓之"阴挺"，又名"阴茄""阴脱""阴痔"。相当于现代医学的子宫脱垂，即子宫内壁不能良好收缩复原，造成子宫下垂到阴道甚至伸到体外的一种病症。常发生于劳动妇女产时损伤，或产后调护不当。

▶ 经络疗法

（1）按摩：交信穴主治崩漏、子宫下垂等疾病。按揉该穴10～30次。

（2）针刺：直刺交信穴0.5～1寸。

第十二节　手少阴心经

经络图解

极泉
青灵
少海
灵道
通里
阴郄
神门
少府
少冲
手少阴心经

简介

手少阴心经上共9个穴位，首穴极泉、末穴少冲，其中1个穴位在腋窝部，其他8个穴位则分布在上肢掌侧面的尺侧。

经脉循行路线

从心脏出发，分为两支：一支是体内路线，经过咽喉、眼下；另一支是体表路线，起于腋窝中间的极泉穴、沿上臂内侧后边，至肘中、沿前臂内侧后边，到手臂内侧走到手小指内侧的少冲穴。

联系脏腑

心、小肠、肺。

功效与主治

手少阴心经支脉从心系上挟于咽部，心经有热则咽干；阴液耗伤则渴而欲饮；心之经脉出于腋下，故胁痛；心经循臂臑内侧入掌内后廉，心经有邪，经气不利，故手臂内侧疼痛，掌中热痛。心脉痹阻则心痛；心失所养，心神不宁，则心悸，失眠；心主神明，心神被扰，则神志失常。

手少阴心经主治心胸病、头痛、晕眩、精神病、失眠、忧郁等症。

疏通方法

手少阴心经以心脏为主，对人体至关重要，平时可通过练习八段锦调理身心，达到疏通经脉、加速血液循环的目的，保证养分能送达全身，提高人体自身免疫力。

此外，还可以通过按摩、拍打、刮痧、拔罐、艾灸等方法刺激手少阴心经上的穴位，疏通经络。

食补打通经脉

参片莲子汤
材料：莲子、红枣、枸杞、人参片、冰糖。
做法：①莲子、红枣、枸杞、人参片放入炖盅，加水至盖满材料（约11分钟），移入蒸笼，转中火蒸煮1小时。②加入冰糖续蒸20分钟，取出即可食用。

穴位详解

极泉穴——通络强心之养生大穴

▶ **主治**

（1）主治各种心脏病，如心肌炎、心绞痛、心悸、心痛等。

（2）长期按压此穴，对臂肘冷寒、肩关节炎、肋间神经痛、心肌炎、心绞痛、黄疸、腋臭、上肢不遂等病症，会有很好的调理保健效果。

▶ **位置**

在腋窝正中，两筋间，腋动脉搏动之处。

▶ **简易取穴法**

> 正坐，手平伸，举掌向上，屈肘，掌心向着自己头部，以另一只手中指按腋窝正中凹陷处即是该穴。

极泉穴

▶ **手法**

（1）按摩：以中指指尖按压穴位，每日早、晚左右各按揉1～3分钟，先左后右。

（2）艾灸：艾条温和灸，灸10～20分钟，每日1次。

青灵穴——理气止痛之养生大穴

▶ **主治**

（1）此穴位具有理气止痛、宽胸宁心的作用。

（2）经常拍打、按揉此处穴位，能够有效治疗头痛、振寒、目黄、肋痛、肩臂疼痛、肩胛及前臂肌肉痉挛等疾病。

（3）能够治疗神经系统疾病，如神经性头痛、肋间神经痛等。

▶ 位置

在手臂内侧，当极泉穴与少海穴的连线上，肘横纹上3寸处，肱二头肌的内侧沟中。

▶ 简易取穴法

正坐，抬右臂与肩膀平，肘弯曲，小臂向上，左手五指并拢，将小指放于手臂内侧肘横纹处，则拇指所在之处即是该穴。

青灵穴

▶ 手法

（1）按摩：拇指之外的四指放于臂下，轻托手臂，以拇指指腹按揉穴位，每日早、晚左右各按揉1~3分钟。

（2）艾灸：艾条温和灸，灸10~20分钟，每日1次。

少海穴——宁神通络之养生大穴

▶ 主治

（1）此处穴位具有宁神通络的作用，主要治疗神经衰弱、头痛目眩、心痛、牙痛、肋间神经痛等。

（2）长期按压此穴，对前臂麻木、肘关节痛、肘关节周围软组织疾病、臂麻手颤、肘臂挛痛等病症，具有良好的调理和保健作用。

（3）现代临床中，常用此穴位治疗癔症、精神分裂症、尺神经麻痹、肋间神经痛等。

▶ 位置

位于肘横纹内侧端与肱骨内上髁连线的中点处。

▶ **简易取穴法**

正坐，抬手，手肘略屈，手掌向上，用另一只手轻握肘尖，四指在外，以拇指指腹所在的内肘尖之内下侧、横纹内侧端凹陷处即是该穴。

少海穴

▶ **手法**

（1）按摩：以拇指指腹按压穴位，每日早、晚各按1次，每次左右各按1~3分钟。

（2）拍打：用掌拍法拍打穴位40次。

神门穴——安神宁心之养生大穴

▶ **主治**

（1）有安神、宁心、镇静之效果，主治心烦失眠、神经衰弱。

（2）神门是精气神的进入处，实为治疗心脏疾病的重要穴位。

（3）心悸、心绞痛、多梦、健忘的要穴。

（4）对于扁桃体炎、腕关节运动障碍等病症，长期按压此穴，会有很好的调理保健效果。

▶ **位置**

仰掌，腕横纹的尺侧端，在尺侧腕屈肌腱的桡侧凹陷中。

▶ **简易取穴法**

正坐，伸手、仰掌，屈肘向上约45°，在无名指与小指掌侧向外方，用另一只手四指握住手腕，弯曲拇指，指甲尖所到的豆骨下、尺骨端凹陷处即是该穴。

神门穴

手法

（1）按摩：弯曲拇指，以指甲尖垂直掐按穴位，每日早、晚左右各掐按3～5分钟，先左后右。

（2）拍打：用掌拍法拍打穴位30次。

少府穴——宁神调心之养生大穴

主治

（1）此穴有宁神志、调心气的效果，主治风湿性心脏病、心悸、心律不齐、心绞痛等。

（2）本穴通及心肾，能舒两经抑郁之气，可以治疗妇女生殖器疾病，遗尿、尿闭。

（3）对于前臂神经麻痛、掌中热等病症，长期按压此穴，会有很好的调理保健效果。

位置

在第四、五掌骨之间，屈指握拳时，当小指指端与无名指指端之间，与手掌感情线相交处取之。

简易取穴法

正坐，伸手、仰掌，屈肘向上约45°，拇指以外，其余四指屈向掌中，当小指指尖下即是该穴。

少府穴

手法

（1）按摩：以一手四指轻握另一手背，弯曲拇指，以指尖按压穴位，每日早、晚左右各揉（或掐）按3～5分钟。

（2）艾灸：艾条温和灸，灸10～20分钟，每日1次。

少冲穴——醒神开窍之养生大穴

▶ **主治**

（1）此穴是中风猝倒、心脏病发作的急救穴。

（2）主治热病昏迷、心悸、心痛等病症。

（3）对于肋间神经痛、喉头炎、胸胁痛、黄疸、上肢肌肉痉挛等病症，长期按压此穴，会有很好的调理保健效果。

▶ **位置**

在小指桡侧、指甲角旁约0.1寸处。

▶ **简易取穴法**

手平伸，掌心向下，用另一只手轻握小指，弯曲拇指，指尖到达的小指指甲下缘，靠无名指侧的边缘处即是该穴。

少冲穴

▶ **手法**

（1）按摩：弯曲拇指，用指甲尖垂直掐按穴位，每日早、晚左右各掐按3~5分钟，先左后右。

（2）艾灸：艾条温和灸，灸15~20分钟，每日1次。

灵道穴

▶ **位置**：位于腕横纹上1.5寸，尺侧腕屈肌腱的桡侧缘。

▶ **主治**：心痛、悲恐善惊、暴喑、干呕、肘臂挛痛、抽筋。

▶ **手法**：点按、压揉5~10次。

灵道穴

通里穴

▶ **位置**：位于腕横纹上1寸，尺侧腕屈肌腱的桡侧缘。

▶ **主治**：心痛、心悸、怔忡、舌强不语、悲恐畏人、暴喑、面红、经血过多、崩漏、虚烦、盗汗、腕臂痛。

▶ **手法**：点按、轻揉5～10次。

阴郄穴

▶ **位置**：位于腕横纹上0.5寸，尺侧腕屈肌腱的桡侧缘。

▶ **主治**：心痛、惊悸、骨蒸盗汗、吐血、衄血、失音。

▶ **手法**：点按、压揉5~10次。

常见病对症治疗

　　手少阴心经主治循环系统、精神方面疾病，及本经脉所过部位之其他病症。倘若发现自己罹患这类疾病，不妨结合具体穴位，对症治疗。

按摩、针刺极泉穴治疗心痛

　　心痛，为胸脘部疼痛的统称，泛指心脏本身病损所致的一种病症。心脏所在部位感觉疼痛，一般是由阴阳气血偏虚以及寒凝、热结、痰阻、气滞、血瘀等因素引起。

▶ **经络疗法**

　　（1）**按摩**：极泉穴主治心痛、胸闷等疾病。用手指向极泉穴，左右各按揉1～3分钟。

　　（2）**针刺**：避开腋动脉，直刺或斜刺0.3～0.5寸。

按摩、针刺青灵穴治疗胁痛

胁痛是以一侧或两侧胁肋部疼痛为主要表现的病症，故又称"胁肋痛""季肋痛"或"胁下痛"。肝居胁下，其经脉布于两胁，胆附于肝，其脉亦循于胁，所以，胁痛多与肝胆疾病有关。凡情志抑郁、肝气郁结，或过食肥甘、嗜酒无度，或久病体虚、忧思劳倦，或跌仆外伤等皆可导致胁痛。

▶ 经络疗法

（1）按摩：青灵穴主治胁痛、目黄等疾病。拇指按揉该穴，左右各按揉1～3分钟。

（2）针刺：选准青灵穴，直刺0.5～1寸。局部有酸胀感，针感可向前臂及腋部放散。

按摩、针刺少府穴治疗阴痛

阴痛，又有阴中痛、阴户痛等称谓。中医认为，本病多因肝郁脾虚、郁热挟湿下注，或中气下陷，或风邪客于下焦，与气血相搏、壅闭肝肾经络所致。

▶ 经络疗法

（1）按摩：少府穴主治阴痛、小便不利等疾病，可每日掐按少府穴5～10次。

（2）针刺：直刺0.3～0.5寸。